心靈勵志 24

# 用記錄 想念我自己

何嘉訓 編著

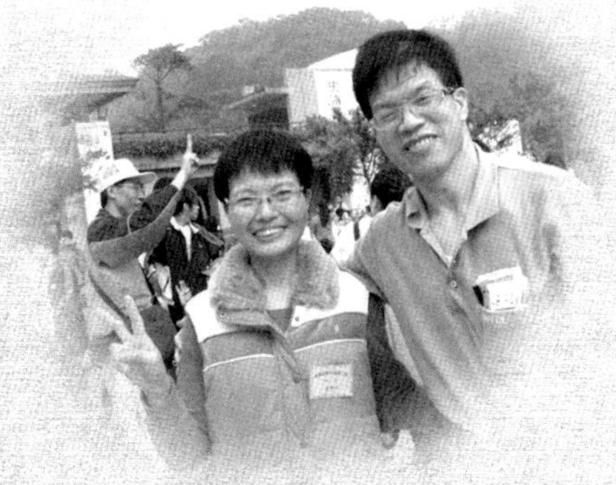

博客思出版社

# 目次 CONTENTS

## 推薦序

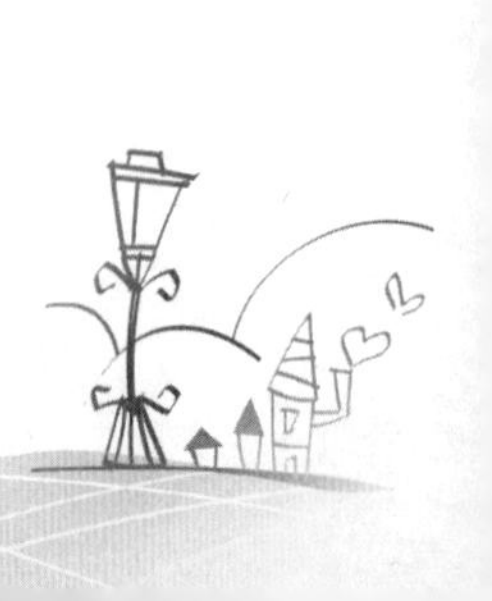

## 第二部 嘉訓散記 113

這些短文都是以前發表在救國團或其它地方的散文，其中因為熱愛救國團，所以對救國團也寫得比較多，現在把它改寫了一下，想以比較輕鬆的方式，談一談生活裡的一些感受。

## 第三部　你是我兄弟　143

走過職場大半個人生，中間往來了許多的人和事，那些精彩和那些悲傷的故事，不管時間過了多久，其中冷暖，都依然縈繞在心頭。尤其自從生病以來，感受就更清析了。

# 你的生命意義，你做主！

李鍾桂

何嘉訓會長-是我們救國團一位非常優秀、令人由衷敬佩的義工。他勤奮有為、熱心公益，努力做好每一項工作，扮演好每一個角色；38歲時，因不知名的原因，他患了巴金森氏症，損害了他的動作肢體、語言能力。對於一個年輕的生命，真是一大打擊。但是他並沒有向運命低頭，一樣勇敢認真面對挑戰，持續服務。

他一直燃燒自己，照亮別人，勇敢承擔。當他在救國團唱服務歌時，使他萬分感動，尤其唱到：「……盡我心、盡我力，為國家、為人群，貢獻我的一切，貢獻我的一切，別人快樂，自已快樂，大家都快樂」，他決心去實踐、去灌溉耕耘。十八年來，他為救國團、為地方，無怨無悔的付出，持續讓生命發光發熱。他以具體的服務，贏得很多的肯定與認同！

他常說：「你的生命的意義，你做主！你讓他有意義，他就有意義！」、「身體可以萎縮，但生命、服務的精神不可萎縮！」、「人生雖無常，但積極有為的心不能無常！」，何會長的生命態度，實在值得我們學習與敬佩。

能為這位勇者與服務尖兵的《用記錄想念我自己》一書寫序是個人的榮幸，因為何會長真是永遠抱持救團團精神——不怕苦、不怕難、為國家、為社會、為青年，不辭不休服務的典範。在此祝福何會長平安喜樂。

救國團名譽召集人　李鍾桂　102.07.03

推薦人簡介

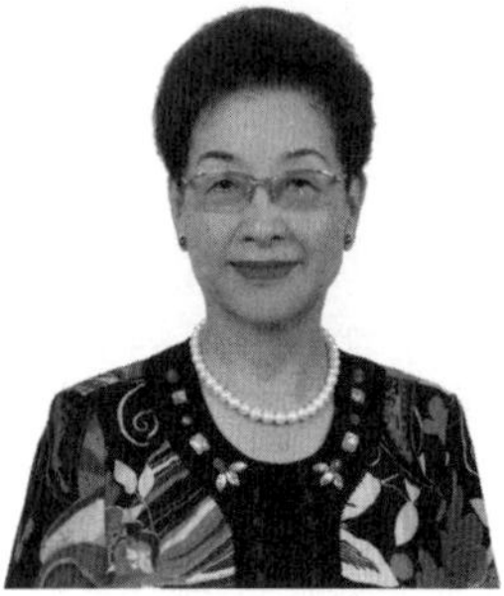

李鍾桂，法國巴黎大學國際法學博士及國立政治大學外交系，曾任救國團總團部主任，在政治大學外交系擔任教授，並擔任中國國民黨中央委員及青年工作會副主任及婦女工作會主任及黨副秘書長及中常務委員，現擔任救國團總團部召集人。

# 蠟燭微弱的光亮也能照亮道路！

吳志揚

嘉訓兄是我多年的好朋友，也是我認識身障朋友中，獨立自主、活出生命精彩的勇士之一，在他38歲正值人生壯年之際，突然罹患巴金森氏症，對任何人而言都是一大打擊，而嘉訓兄不但沒被擊倒，反而更致力於社會公益服務，在許多公益的場合，常常看到他充滿生命力的身影，用他的樂觀、開朗、積極為弱勢發聲，鼓勵身障朋友要活得精采、活得更有價值。

現在，嘉訓兄將他自己與家人的故事、生病的歷程及社團服務的感動，透過文字與讀者分享，即使蠟燭的光亮是如此微弱，卻能帶給人溫暖，照亮道路。書中，嘉訓兄展現出強韌的生命力及對生命不放棄的熱情，更重要的是，他訴說如何透過由公益服務再次激發生命的光輝。

嘉訓兄的精神正和我從政以來主張的愛與祥和相呼應，志揚主政以來最重視弱勢族群社會福利，永遠和弱勢朋友站在一起，期待更多的身障朋友像嘉訓兄一

樣走出困境成為照亮別人的小蠟燭。再次向大家推薦嘉訓兄的大作——《用記錄想念我自己》

桃園縣長　吳志揚102.06.11

推薦人簡介

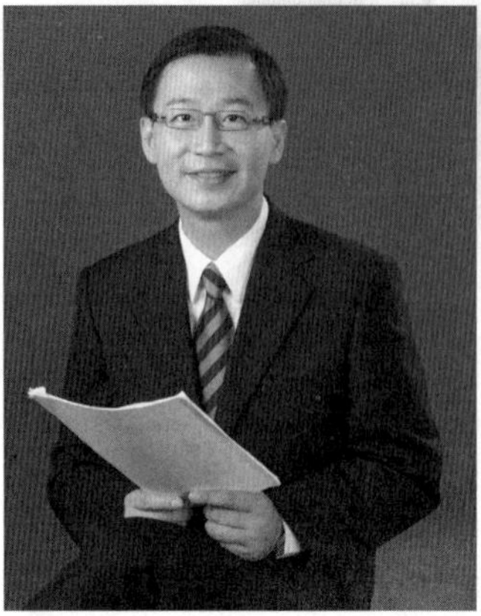

吳志楊，現任桃園縣長，伯仲文教基金會執行長，美國哈佛大學及國立台灣大學法學碩士與國立台灣大學法律系，律師高考及格，曾擔任立法委員及各大專院校之講師，中華民國全民羽球協會理事長，中華民國工商建設研究會第二十期聯誼會會長，救國團桃園縣工商青年服務隊召集人……等等職務。

# 犧牲享受，無私無我

張德聰

何會長嘉訓，是我敬愛的生命勇士，在看過他的「用記錄想念我自己」書稿後，心中油然升起救國團義工口耳相傳的「犧牲享受，無私無我」這八個字，他不僅「犧牲享受」對工作執著認真，更熱心推動社會公益服務，以擔任救國團的義工為榮，所謂「一日救國團，終身救國團」，嘉訓兄可謂是最佳典範人物；而他的「無私無我」尤其在罹患巴金森氏症後，飽受病痛之苦，不但坦然面對勇敢接受，更願意出書分享這一路走來的艱辛歷程，個人對他拼搏的勇氣和對生命鬥士的精神，不禁要為他按「讚」！

這本書的出版是，嘉訓兄多年來的心血結晶，透過他奮鬥的故事，相信可以為病痛中的人，或困境中的人必能激發起對生命的熱愛，而他對公益的付出，更能展現出生命的價值，個人深表敬佩，希望他能好好保重身體健康！

救國團總團部主任　張德聰　敬筆　102.03.20

推薦人簡介

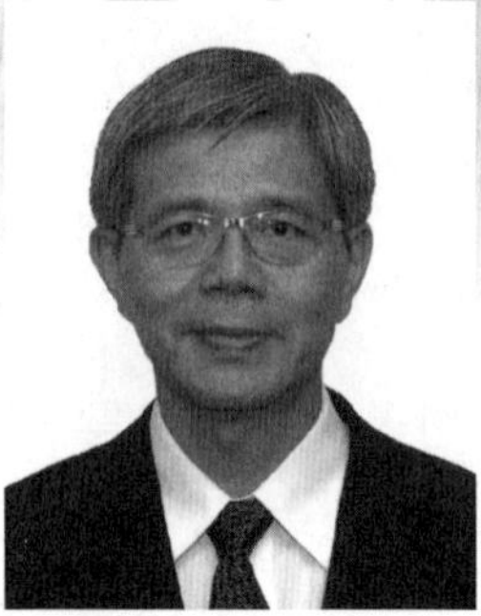

張德聰，國立臺灣師範大學教育心理與輔導研究所博士，曾任臺灣輔導與諮商學會（原中國輔導學會）理事長及秘書長、中華心理衛生協會理事長、中華民國全國教育會秘書長、財團法人「張老師」基金會執行長等職。焦點解決短期心理諮商（SFBT）專業訓練師。現任救國團總團部主任暨「張老師」基金會董事長。

# 在「苦」裡盡情揮灑精彩人生

何正森

看到您以文字刻畫對生命的熱忱，字句中讓人感到無限憐惜與讚嘆。除了為您慶喜：終於將您畢生用歡笑和淚水交織成的心血結晶集結成冊，供普羅大眾分享生命鬥士的光與熱，尤其遭逢人生莫大的病痛折磨時，如何以不屈不撓的精神，毫無畏懼地對抗病魔，給予同是天涯淪落人無比的信心！同時，令人敬佩的是嘉訓對公益社團的真誠投入，值此世風丕變的現實社會中，猶如出污泥而不染的純淨聖潔，難能可貴，足堪表率！

所謂「不經一番寒澈骨，焉得梅花撲鼻香」，縱然上帝給您開了身體上的玩笑，但您以樂觀態度堅強面對，不僅克服行動與語言的障礙，活躍於社團與人群中，証明您堅韌開朗的正面力量，戰勝逆境和重重難關，在崎嶇的道路上勇敢前進，獲得有形及無形的支持，更贏得社會各界的肯定與讚許。

身為政治人物的我，雖以「造福人群」為服務宗旨，但對於社會各界默默付出的志工義工們更感欽佩，嘉訓正是無私奉獻的義工典範，藉此要祝福您身體安康日日好，盡情揮灑精彩人生，並將快樂散播到社會各角落，鼓舞人心，相信明天會更好！

八德市長何正森衷心為您祈禱

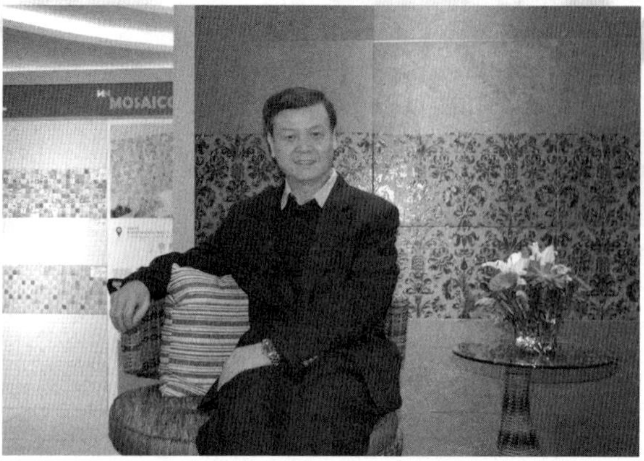


推薦人簡介

何正森，現任八德市長，學歷：南亞技術學院，曾擔任桃園縣議員、八德市大忠里里長、八德市第一屆里長聯誼會會長、桃園縣建材公會理事長、八德四維派出所義警分隊長、八德後憲中心主任、八德市音樂協會理事長、八德市團委會諮詢委員、桃園縣壽山巖觀音寺常務董事、桃園景福宮顧問、桃園八德指玄宮顧問。

# 勇搏病痛，大哥的感動與欣慰

何大俊

看到小弟以不凡文采書寫人生歷程，每天還要受到病魔的侵蝕，竟能以堅忍不拔的求生意志力，與樂觀的態度替弱勢族群爭取福利與發聲，並鼓勵身障朋友要活得精采，真讓我欽佩與讚賞。

當我詳細看完小弟的文稿後，既感動又欣慰。小弟以田園童年生活為出發點，經歷讀書，當兵，踏入社會，生病與醫療至對人生未來的生命願景，做一系列報導，讀到感觸的文稿中，竟會不自主流下淚來，冥冥的安排我兄弟倆是同一天生日，但不同年，命運竟然差異這麼大，小弟在年輕最精華的歲月裡，就不幸罹患巴金森氏症，造成小弟行動受限及語言不清，工作遲緩等病狀，身為大哥的我，又何其忍心看著小弟身體一日不如一日，讓我倍感痛心，上帝何其忍心讓一個正當事業巔峰的年輕人，將他人生從彩色光輝變為黑白。

但小弟在遭受這樣的病痛中，又如何從黑白再度綻放出色彩及對生命奮鬥毅力及不放棄的熱情，值得我推薦給讀者慢慢分享——《用記錄想念我自己》的勵志書。

何大俊（富之餘電子實業股份有限公司董事長）

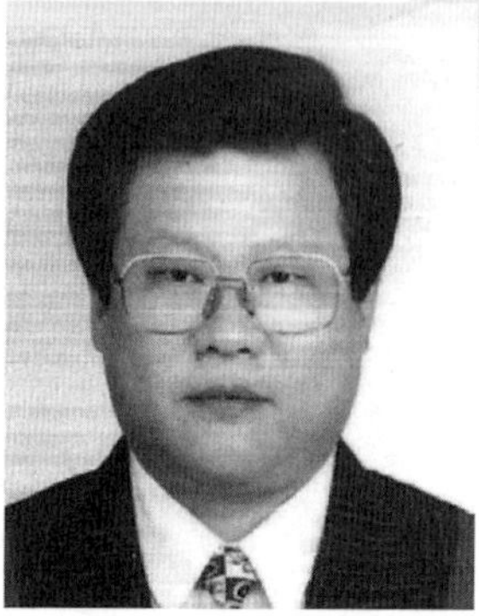

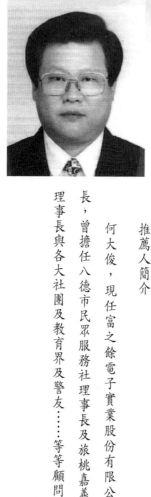

推薦人簡介

何大俊，現任富之餘電子實業股份有限公司董事長，曾擔任八德市民眾服務社理事長及旅桃嘉義同鄉會理事長與各大社團及教育界及警友……等等顧問

# 生病苦，教會我的那些人生道理！

何嘉訓

首先，我要感謝救國團召集人李鍾桂博士、主任張德聰博士、桃園縣長吳志揚、八德市長何正森、富之餘電子公司何大俊董事長幫我寫推薦序。更要感謝桃園縣團委會前服務組陳嘉東組長、本會前會長張振益老師、總團部前編審劉新華、桃園市團委會劉雅玲書法家、長庚醫院吳禹利醫師等在百忙之中為我修詞與校稿。也要感謝《不會讀書的孩子》作者葉宗林先生給我的協助與諮詢，及感謝救國團前主任周逸衡博士……、救國團桃園縣團委會林寰總幹事及王克儉前總幹事、台東縣團委會邱定凱總幹事、縣議員趙正宇、金屬中心技檢組胡昌明組長及眾多親朋好友對我的嘉勉與激勵，更要感謝在我人生過程中給我關愛、鼓勵及幫助過我的人。

這本書是我活到現在大半輩子的經歷和感受。以前也寫過幾篇文章，有幸被各雜誌刊物刊登出來，由於文章獲得廣大讀者的青睞與回應，進而喚起了我對寫作產生莫大興趣，自從生病以來，工作沒有了，時間也多了，為了排遣多於的精力，於是逐一開始搜集相關資料，記錄我的歷程和生病後種種心裡的轉折。在這過程中身體的病痛，卻讓我在這種痛苦中領會苦的意義，一個人不能為自己生病的苦，勞煩家人；煩勞朋友及其它有關無關的人，對於這種無法掙脫的苦，要如何坦然面對？要如何接受？要如何處理自己生病後的心態？要如何處理自己身體的病痛？一路走來的心路歷程，想用文字集結這些故事和大家分享。

能將我的歷程編撰成書，最要感謝的大恩人，就是我的大哥和大嫂，在我人生處在最深的谷底時，因為有大哥及大嫂時時對我各方面的照料及資助，才能夠活到現在，今天我想藉著出書，向大哥大嫂說聲謝謝！也要感謝我最愛的內人和小孩，不管我的病痛帶給她們多少勞累和壓力，始終對我好言好言，不離不棄，我會努力活下去，我寫出更多讀者喜愛的創作，在此獻上我對你們最真誠的祝福。

## 為什麼想要出版這本書？我出版此書共有四個目的：

第一個目的：生病就該從此坐以待斃嗎？一個人身體上的疾病，往往心也會跟著身體的病痛而生病，有時為了病人開始遭逢巨變，心理的驚慌，失落，痛苦讓心理也跟著身體生病了，甚至有些人會以折磨家人或照顧者，來讓自己不安的心尋求平靜，其實身體上的痛楚在心念的轉彎處就能改變，以我來說，我雖飽受罹患巴金森氏症與病魔纏鬥，仍然想選擇抱持樂觀態度，接受它，面對它，努力學習如何與病魔和平共處，並記錄過程，想以此鼓勵更多身障者在病痛中堅強樂活。

第二個目的：在身體機能逐漸受限中，我用顫抖的雙手逐字撰寫成書，將自己的注意力投入在創作中，並藉著寫作的樂趣，排遣自身的痛苦磨難，並將過程記錄下來，希望讓同樣患重大疾病的病友們，在病痛中有自己的精神寄託，病友也知道該如何做好身心的預防與治療。

第三個目的：透過本書付梓，祈願引起社會大眾的共鳴，要用同理心去包容生病的人，同時激勵病友們勇敢說出感受，並促進政府機關重視，儘速立法修訂通過對身心障礙人士醫療補助方案及社會福利，以降低身心障礙家庭的經濟壓力與負擔。

第四個目的：藉由本書發行出版，將版稅收入做公益捐贈給弱勢族群專款專用。

# 第一部　在彩色光輝的年代

我五十三歲，是個巴金森氏症患者，已經發病十五年！

## 第一章　彩色與黑白

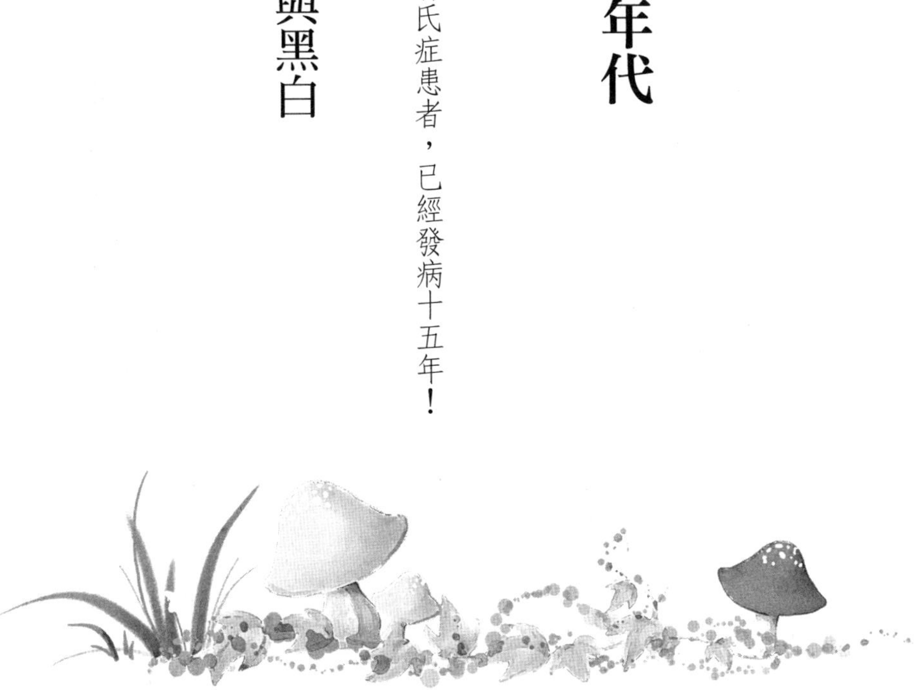

# 1 命運的一記悶棍——為何要用記錄想念我自己

謝謝您正在看我的傳記。

謝謝您願意撥出人生寶貴的許多時間，來閱讀我的故事。

謝謝您靜下心來，分享我的心路歷程。而我唯一可以回饋予您的，就是我的誠心，用著一雙顫抖的手，記下我的人生種種。

我不是個大作家，甚至以前也沒出過書。我沒有得過什麼文學獎或學院桂冠做後援，無法獻給你生花妙筆的文學大菜；我也不是什麼名人偉人，不是出生入死的將軍英雄，更不是呼風喚雨的政治人物，或哪個領域出類拔萃的大師，可以用叱吒風雲的筆法，揮灑一紙的精采刺激。

我只是個平凡人，一個碰到「特殊狀況」的平凡人，一個原本人生不敢說一片燦爛輝煌，但至少也豐富多彩的平凡人，後來被命運的一記悶雷打中，說真的，在那當下的想法，就是我的人生由彩色變成黑白了。

當然，我沒有被命運打倒，我仍努力在黑白的畫面中，發掘及撞擊出亮麗的色彩。

此所以想出這本書，主要是想告訴人們，不論你碰到什麼不如意，甚至影響一輩子的打擊，都不要因此讓人生成為黑白，一蹶不振。在和你分享的同時，我也不斷的自我勉勵。雖然我的身體要靠機器支撐，我隨時隨刻都可能仆倒在地，但只要顫抖的手，仍可以敲下鍵盤，只要還可以為別人多做一點事，我都願把我的想法，化成記錄，與您分享。

為何要說，用記錄想念我自己呢？

因為，我的人生碰到了一個嚴重的打擊，是當今全世界還沒有解藥的一個絕症，叫做「巴金森氏症」。如同大家都或多或少知道的，這是一種找不到真正原因的腦部病變，一當發病，即使現代醫學昌明的科技仍無法完全治療好的領域，由於其傷害發生在人體最重要的腦部位置，不但讓病人四肢協調性出現問題，也有高風險的生命危險度，因腦部病變的不可確定性，嚴重時，會整個人昏迷，所以在思考領域裡，有著高度可能迷失的危機感。

講白一點，就是我不是個正常人，我的腦部有問題，我要趁還可以有記憶的時刻，好好記錄下我自己的人生。

為何想念我自己，因為我自問，這一生每一天都努力用心地過。即便在發病後行動不便的歲月裡，也用心去過每一天，我對得起自己，我深信我的每一天都值得懷念，希望我的為人處世，將來也有值得人們懷念的地方。

在分享我的故事前，我想問讀者一些問題。

請問，這是不是一個公平的世界？

請問，這是不是一個美善的世界？

其實，這些問題都見仁見智，每個讀者有不同的答案。我這半生走來，看過許多人間冷暖，所謂善惡沒有一定標準，命運也有很多走向。但我只知道兩件非常確認的事。

第一，人生無常。就算你現在走在一片坦途上，往前看一片光明，也不要誤以為命運不會突然賞你一個暴風雨。所謂無常，就是沒有道理可循，沒有先機，沒有預告。所謂意外，就真的是「意料之外」。突如其來，沒能讓你有招架之力，也不會讓你有事先的心理準備。

第二，珍惜所有。既然人生無常，那你可以做到的，就是「事前準備」，可是什麼都不知道，怎麼事前準備呢？其實還是可以的，要準備的不是什麼千金財寶，也不是什麼人脈關係。要準備的就是兩件事，一個是實力，一個是懂得珍惜。

※平常經常自我累積實力，那就算碰到什麼事，自己也有一技在身可以解決問題。常聽到很多大企業家，忽然一夕間碰到重大危機，整個企業倒下。但有實力的企業家，即使身無分文，仍能從廢墟中重新站立，在奮鬥一陣子後，東山再起。

※平常就懂得珍惜，那就算將來突然碰到什麼事。那當事情發生也比較不會有遺憾，舉個極端的例子，很多人無預警的因車禍、急症，人為意外事故等，喪失了性命，但在他生前由於善待身邊人，其除了帶給人們永恆懷念外，即便在失去生命那一刻，若人有靈魂，且靈魂有知覺，那在靈魂升起的那瞬間，他也因珍惜人生，而覺得無怨無悔。

我算不幸中的大幸，我雖遭逢人生大的困厄，得到絕症。但所幸我還保有性命，可以繼續為別人做點貢獻。

自我生病以來想和讀者分享的，就是一個人只要還能動，就要繼續付出，繼續貢獻個人的能力，就算帶給人們的只是一點點的用處，活著也就不會白費了。

另外，人要持續珍惜，珍惜身邊的人，我愛我的妻子，我的兩個兒子，我真心感激身邊的許多朋友，許多貴人。謝謝我的大哥，他再怎麼忙錄，也不忘關懷我這個生病的弟弟，謝謝我許多救國團及各大社團的好朋友，她們和我一樣都是義務性的社會志工，這社會需要更多像這樣的人，讓人間有溫暖。當然我要謝謝的人太多了，包括購買這本書的每個讀者，你們的愛心我收到了，你購買這本書的費用，我會將版稅收入轉做公益的事業裡。

真的謝謝你們。現在就請看《用記錄想念我自己》。

# 2 三十八歲，彩色與黑白的分野

在撰寫前，先介紹我自己。

本書出版的這年，我五十三歲，是個巴金森氏症患者，已經發病十五年，也就是說，在我人生的黃金歲月，仍是青壯時期正是打拼事業家庭的三十八歲，就不幸得病。

有時候我會戲稱，在國際上，有所謂三十八度線，分隔了南北韓，以及民主及共產兩個世界；我的人生，也有一條三十八度線，在三十八歲以前是個一天都閒不下來，每天從白天忙到夜晚的企業人，也是活躍於社團的救國團人；三十八歲以後，我卻成了連走路都要靠吃藥，後來甚至要靠機器才能動的人。

讀者應該看過或聽過「鋼鐵人」這部電影吧！影片中的英雄男主角，胸上裝了一個電池，不只成就他性命，也讓他可以飛天遁地，當個正義超人。我不是英雄，更不是超人，但我身上也裝了一個電池，這不是抽象的比喻，是真的，我身上安裝了一個電池，以學術名稱來說叫做「醫療用儀器對電刺激器」，或者叫作脈衝產生器。由於是腦部的病變，帶給我行動緩慢以及口齒不清等症狀，要靠裝上這台機器，持續刺激我的腦神經，才能讓我「動作」，一旦把那個機器拔除，或者機器沒電或故障了，我就失去了動力，整個人會癱瘓，神志昏迷，全身無力動彈。

在三十八歲前，我的人生當然不是這樣的。不但可以跑跳自如，並且還是個很活躍的人；不敢說自己有什麼成就，但的確是個樂觀積極，做事認真，不只在專業職場領域，幫當時服務的公司爭取到符合ＩＳＯ認證標準，也長期投入救國團志工的行列，擔任幹部，最後還當上會長，和一群志工們一起為鄉親服務。

三十八歲那年，我的人生不能說是一夕之間由彩色變黑白，但卻是在那年，命運開始蠶食鯨吞原本斑斕耀眼的色彩。發病的最初幾年，我還可以走路，只是動作遲緩些，說話也尚稱清楚，擔任救國團八德分會會長，也是在發病後的事。此後，身體狀況逐年變糟，更且屋漏偏逢連夜雨，在我終因病情惡化不得不離開原來服務十多年的公司時，內人也因辛勞過度得了癌症。健康及經濟都出現危機，內憂外患紛至沓來。任何人處在那種狀況，都會有種叫天天不應，叫地地不靈，前途無望的悲涼感，何況連走都走不穩，不要說未來的前途，就連前面一公尺的路，走過去都有問題。

處在這樣一個分野你會怎麼做呢？

這好比一個原本是田徑高手的人，忽然被宣判，他這一輩子不但不能再在田徑場活躍，甚至連和正常人一樣走路都不行時，你會怎麼辦呢？

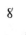

老實說，我也曾經整個人信心崩潰，對人生失去希望，我怨嘆命運不公平，在我還是三十多歲青壯年正可以大展長才時，讓我忽然間失去健康，心中也曾恨地吶喊著。如果還持續著那樣的心情，那今天這本書也無法問世了，而我自己也將只是這世上又一個被命運打敗的人，或許在療養院中奄奄一息的等待生命的消失，頂多得到一些同情，但一定得不到別人的認同。

但這過程我是怎麼走來的？又碰到哪些的艱難困頓呢？那是個怎樣的彩色與黑白分野的故事？這就先從我小時候說起吧！

# 3 來自嘉義的純樸鄉下人

我的名字叫何嘉訓，這個嘉字有兩個涵意，第一，父母要我有個最「嘉」的人生，希望我做個學業值得嘉獎，事業功績值得嘉勉，做人做事值得嘉許的好人。第二，就是提醒我不要忘本，我是個嘉義人，不論將來去世界的哪個角落發展，都不要忘了這塊土地對我的養育栽培。

◆嘉義新蓋老家外圍

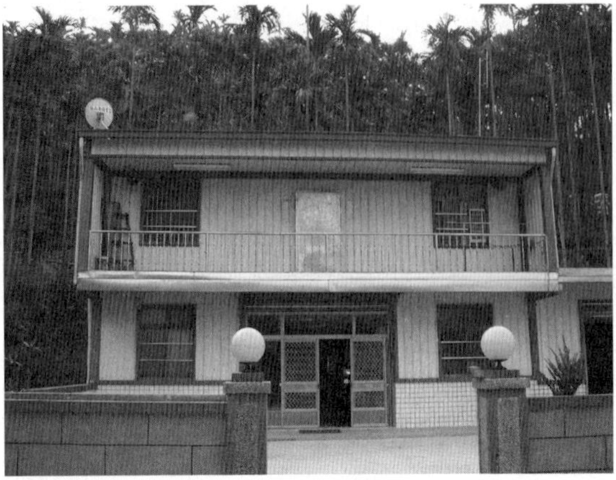

我出生於地靈人傑景色怡人的嘉義縣竹崎鄉文峰村大坑稻仔園，這個地名緣起於全村大多是山坡地，隔著觀音瀑布風景區形同一座大的山峰，對面獨立山延著二座山峰而形成坑道，據說民國初年在「厝後」（台語）有種稻仔，因此稱為「大坑稻仔園」，位處於一個非常偏僻純樸的鄉村山上，海拔標高800公尺，每逢例假日多有登山隊人員攀登至本地最高峰1000公尺海拔處及到對面海拔1200公尺的大坑凌雲寺觀賞日出和夜景。一方面除了鍛練身體，呼吸新鮮空氣，並可完全享受大自然的洗禮，吸收森林芬多精，視野遼闊，自在逍遙。在高高頂峰上，可以鳥瞰嘉義縣與嘉義市優美的景色，皆一覽無遺。出生在這樣的地方，我從小也是一個愛好自然的人，山裡田裡都有我活躍的身影，我常常看著遠處的山景，思考著未來應該做些什麼，小小年紀不懂得什麼「人生」「願景」等高深名詞，只知道將來要像大自然一樣孕育萬物，帶給人們幸福。

我之所以那麼關切有關人們幸福的事，那是因為，我們小時候的日子，算是苦過來的，自己辛苦，就會想到，希望有一天不要讓別人也那麼辛苦。

說起我的家鄉，回溯到民國初年，我的阿公帶領兒女及二位弟弟從大坑凌雲寺旁（簡稱：火空）遷移至此地（簡稱：稻仔園）定居。早期有20戶人家，人口數約200人，房子外圍有小溪，後面有山坡，山坡上面種水果和竹子，集中整平1000多坪「的好厝地」（台語），唯一缺失就是沒有便利的產業道路，出外買賣來回走路約要花上3個小時。

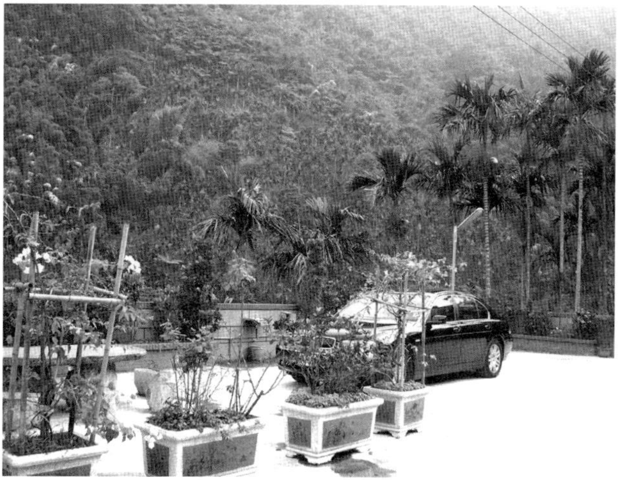

◆ 嘉義新蓋老家外圍

◆ 作者(前排右一)與家人合照全家福攝

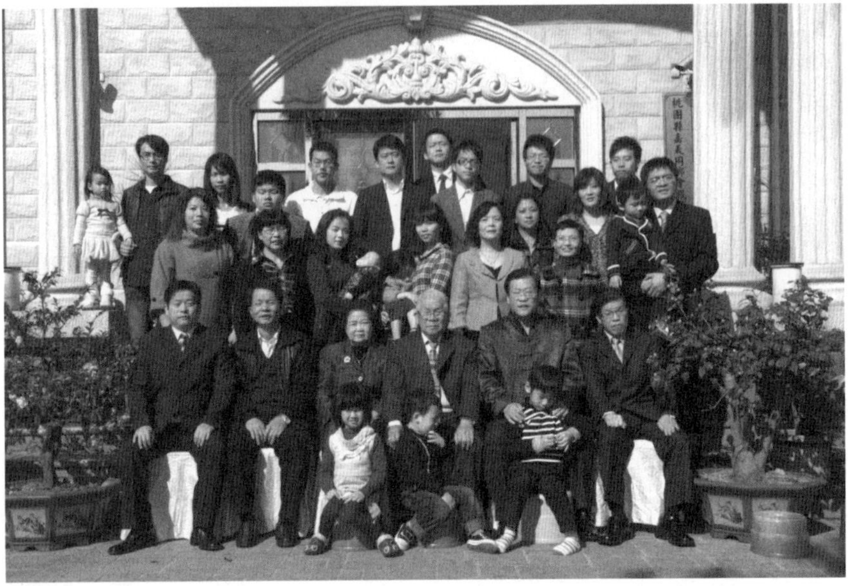

那年代整個台灣經濟都還不發達，早年是日治時代，台灣人被日本人統治，淪為二等國民，後來碰到二次大戰，許多人還被拉去當砲灰。直到後來台灣光復，也都還是百廢待舉，在那年代，即使是城市裡的日子都不好過，何況是這種鄉下地方。這裡甚至連水電都沒有，電自不用說，沒電線哪來的電，水也是沒自來水，要大老遠去挑。

直到民國56年間，爸爸結合地方熱心士紳接洽電力公司，家鄉才開始有電，但我出生的民國五〇年代，整個生活都還很刻苦，小孩子也要幫忙家事，由於進出不方便，到外面辦各種事，都要走很遠，我們小孩也都個個練得很有運動細胞，走路不會嫌苦。

直到民國80年，家鄉終於開闢了竹崎鄉稻仔園的產業道路。

交通改善後，本村莊鄰居的伯父、伯母、堂兄、堂嫂，為了小孩子讀書方便，陸陸續續向外地遷移。年輕一代歷經在外就學創業，多年後，打拼事業有成，有些便陸續返回家鄉整建家園，我們家現今也已全面翻新。回想小時候，故鄉的生活雖然艱苦，然而苦中卻有家庭的和樂笑聲伴我一路成長，而今步入工商繁忙的社會，兄弟各有家庭牽絆，還是會利用假日或特殊日子回老家與親人相聚。

# 4 神童！神童！快樂的童年往事！

民國56年前，家鄉都還沒有電，所以直到我懂事前，家裡還沒有電燈。煮飯、炒菜、燒熱水都是用山上的乾木材及小竹子引火，我常常跟隨爸爸至大伯父家檨仔寮採收橘子及龍眼等水果。大伯父家境較好，當時已有裝設電燈，我很喜歡住在檨仔寮，感受時代所帶來的進步。當時村莊裡水的主要來源，是靠著山裡湧出的天然泉水，供給20戶人家要使用，當地木材常被砍伐光光，家家都用柴火煮飯。

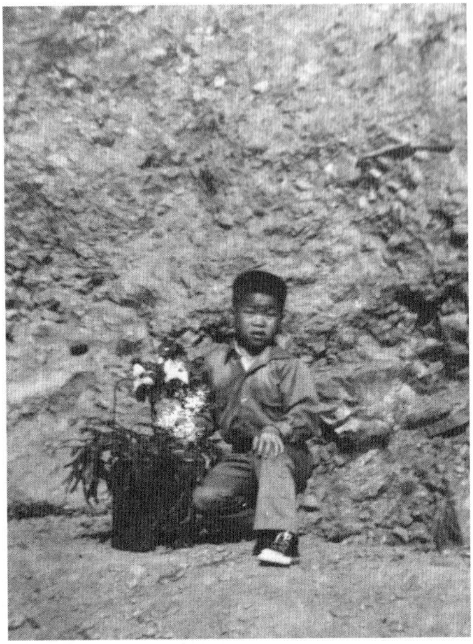
◆作者童年

小時候因為常常看到大人玩象棋及「走杉」（台語），我在四~五歲時就練成超能力的透視眼。例如：象棋三十二只不同木材花紋，我竟然可以在遮蓋下全都猜對，彷彿具有透視眼般神奇，一位警察叔叔到我們家做客，出題考驗我，只要通過測試就送我驚奇禮品，當他考完八題就再也考不下去了，一直呼我：神童！神童！

這樣的記憶能力，長大後在事業發展上有很大的幫助，在日後協助企業發展ISO認證過程中，讓我更能熟記各種法規，以及廠務發展的規格對應，或是參與社團活動，要處理很多的活動安排及名單核對等等，記憶能力好都帶給我很大的助益，加上自己積極的個性，好像總有用不完的精力，所以很喜歡從事服務人群的工作，讓自己忙碌，想幫人做點事，造福更多人，成了我的樂趣，所以當我得知得了巴金森氏症後，當下的感覺真的是晴天霹靂，就像讓一個原本可以征戰四方的將軍，突然被關在地牢裡，內心衝擊無可言喻。

小時候人家說我是神童，那雖是一種稱讚，且也知道讀書學習，不能單靠記憶力，還需有其它的整合學習；包含計算、演繹、邏輯等等。基本上，我唸書時的成績，只算中等。課業沒有上一層樓的一部分原因，是從小時候就需要參與家務農忙。

民國57年就讀文峰國小，每天要走40分鐘的路程，經常會遇到住在學校附近的親戚或長輩。父母親時常教導見到長輩們要面帶笑容親切問候。記得讀國小時家裡有養雞，為了節省養雞開支，媽媽假日時常要我與小弟去山上採雞吃的野菜，那時候因為愛玩，常常帶著小弟與堂弟及堂妹到溪邊玩耍，近中午時，才趕快帶著他們去採收雞吃的野菜，就在故鄉裡一邊玩，一邊學習的快樂生活中完成六年國小教育。

民國63年我就讀竹崎國中，為了上學方便，就同姐姐及小弟遷居至樣仔寮大伯父家附近，居住在爸爸早期購買的一間房舍（該房子受到台灣921大地震時已嚴重受損）。當我就讀竹崎國中，小弟便隨著我轉學至龍山國小。一年級時成績尚可，到二年級編入能力班，學年學生約有600人，男女共12班，當時的我成績有點跟不上，學校要求留校複習，每天6：15分坐早班公車至學校，晚上回到家裡天色多已經昏暗，每天拿著手電筒，經過橋墩總有心驚膽顫的感覺，因為曾經有人在此處玩水溺斃。我的國中生涯就在讀書考試中度過。

民國66年參加高中及五專聯考。高中部未能考上理想明星學校，只好選擇就讀五專。對一個收入微薄及勤儉的家庭而言，要讓孩子讀五專是件多麼不容易的事，那時候我除了認真讀書，也努力積極爭取各項獎助學金。就讀吳鳳工專機械工程科，未住校，選擇通勤上學，每天來往學校通勤需轉二班車，耗費時間將近三個小時。學校學雜費從6500元漲價至20000元，昂貴的學費，迫使每年寒暑假必須出外打工賺取學費。我曾在桃園做過雨傘、鋁門窗、閥類等，也到台中縣保力龍公司擔任技術員，並在台中市一所廟宇做小工，挑磚塊，水泥，不足部份再回山坡地砍孟宗竹（搭鷹架的竹子），綑綁拖運至市

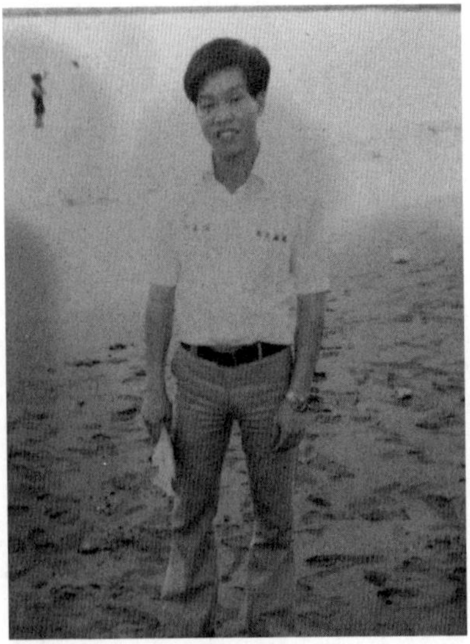

◆ 作者唸五專時期

場叫賣。這種辛苦日子，也沒有阻礙我求知求學的決心，反倒是打工的經驗，對日後助益很大，除了學到專業科目外，也養成我獨立自主，不必事事求人的能力，並獲得本科系第二名的優異成績畢業。

幼時最喜歡的運動就是打棒球，因為那是個棒球風光年代，且打棒球可以訓練敏捷的速度和反應；我也喜歡下象棋，動腦筋的休閒活動可以增進思考能力及觀察力。自罹患巴金森氏症後，除了肢體較無法行動自如及語言不清外，超強的記憶力並未減退。另外，我喜歡唱歌及寫作，可以熟記唱100首歌以上，不用看字幕，而五專同學從1號至50號同學的姓名至今均能熟記；收集郵票及報章雜誌是另一種嗜好，但唯一存放20年每期的二套郵票，卻在87年擔任救國團總幹事期間，參加一個社區活動晚會，家遭小偷把我存放多年及老婆收藏的一套全部偷走，讓我不捨傷心了好一段時間，此外我還喜歡參加社團活動，常利用休閒時光，找幾個較好的親朋好友一起唱唱歌，並參加各社團活動。

# 5 努力為別人工作，贏家是自己！

民國71年專科畢業後，服役於馬祖北竿。原先營長召見18名大專兵時，便試探我怕不怕到外島服役，我說不怕，營長就說：其實也不用怕，我們還有二個部隊固守在最前線的高登與亮島，我則被分發至馬祖的亮島。恰巧營部作戰官缺一位作戰訓練士，就在作戰官的推薦及考核下，我轉而留在馬祖北竿營部連擔任文書工作。

軍旅生涯最讓我難忘的是擔任砲兵營作戰訓練士期間，負責營部的作戰計劃與訓練課程。我剛接任時，作戰官及師父放假返台，適逢師部發出電話記錄，限定當日下午6點前要提出相關作戰計劃書。計劃書在訓練官指導完成後，須走一段陡峭的山路，經過四個崗哨才能送至師部。沒有想到師部戰情官看完後當場退件，並要求在晚點名前要重新修改送至師部。當我返營再度請教訓練官如何擬訂作戰計劃書，經審核確認後，再急忙送至師部時已是晚上10點，戰情官看完公文後，嘆了一聲說：「誰教你這樣寫，我看你也蠻勤勞，這麼晚還這麼認真，我允許明天早上送來就好。」此時的我，連聲說謝謝外，並虛心請教長官如何寫計劃書。

自從經歷這次往返折騰的事件後，自覺不足之處尚多，便常利用各種機會到師部及砲指部請教相關人員，也建立了爾後良好人際關係及學到各項公文的擬稿方法。這件事深深刻印在我心中，一個人努力付出並學習各種技藝不要怕辛苦，因為看似好像自己為別人付出，但其實學會這些事，最後受益的人還是自己。

民國73年退伍後，一個人離開家鄉獨自北上到桃園，展開職場生涯。剛開始在楊梅一家紡織廠做了一個月，負責機器裝修工作，適逢怡發金屬公司開發設計人員徵試，我就前往誠徵，從公司開發設計人員做起，經歷生管組長，再榮升品管課長。接任品管課長時，適逢公司ISO 9002新的品質保證管理制度推展，對一個讀工科的我而言，從完全不懂到積極投入受訓及搜集資料，每星期必依「計劃P~執行D~檢討C~改善A-」的管理循環模式，不斷召開會議及做好各項文件說明與演練；公司在董事長的領導授權支持與所有員工配合下，公司很快就在82年取得ISO品質保證管理制度的認可，我們亦是同業界第一家通過新的品質認證的公司（當時是台灣排行第35家），同時也通過各家認證公司的品質保證制度認可及產品之認證。並於89年再度通過新的ISO 9001~2000年版的品質管理制度認可，後來我到公司大陸廠輔導一個多月時間，改善品質管理上的缺失加以矯正後，也順利通過ISO 9001品質制度的認可。

從民國73年進入怡發金屬公司服務後，我一直在所屬的崗位上認真工作，常聽到年輕人，每兩三年就換一個工作，很少在一家公司從一而終的，而我卻堅持「滾石不生苔」的職場倫理，盡忠職守，沒有異心地努力工作，當時由於每天面對新的品質管理制度推展，加上責任心重，我的壓力非常大，而且品管室的工作環境是待在不通風的地下室，存放各種鑄鐵、鑄銅、鑄鋼……等等有毒性化學及重金屬之有害物質，這些雖然可能對身體有害，但基於工作責任感，再怎樣不佳的環境，都繼續忍耐持續工作。直到民國88年，我被檢查罹患巴金森氏症後，健康雖已大不如前，但還是每天在工廠從早忙到晚。

但終究得的是絕症，我的身體狀況越來越糟，走路緩慢並且會跌倒，講話也越來越不清楚，在溝通上帶來很大的不便。92年底公司業務發展重心已轉移大陸廠，公司為了縮編人員的開支而釋出優退管理辦法，我便在這種情況下選擇優退。之後於93年初轉移至電子公司上班，負責品保方面之工作，後來轉調到總務部門。

# 6 積極參與社團，生活更多彩多姿！

記得讀專科時，學校依學生的興趣組織各種不同的社團編制，我曾擔任過學會幹部，出社會後除了參加下列的社團外，並在盛情難卻下接任建國國中家長會常務副會長三年。

自從出社會以來，除了對本身所讀機械工程科目能知一二，在怡發金屬公司所負責是公司的品質管理制度建立與推展，在品質管理（ISO）制度上有些經驗，曾經輔導中小企業公司通過品質制度的認證，在社團實務經驗上經過救國團總幹事及會長的歷練，受過志工訓練與各種社團的洗禮，也使我在日後於社團中能夠擔任要職。

**（1）加入旅桃嘉義同鄉會：**

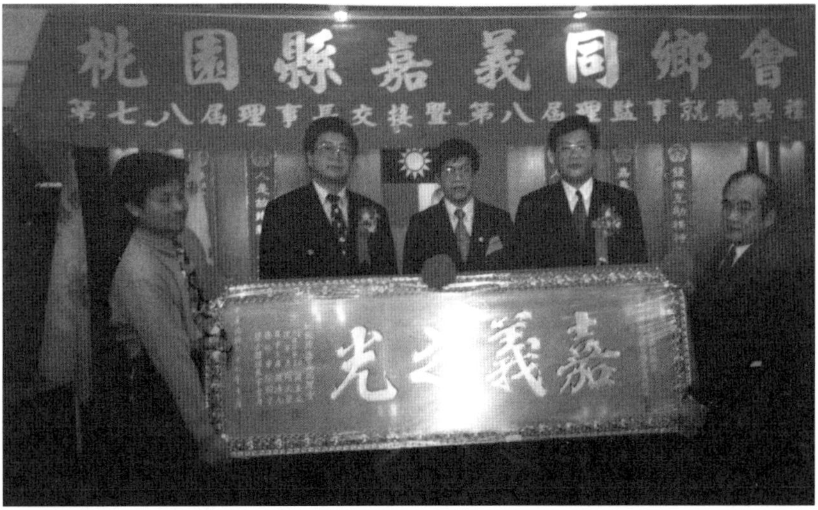


◆ 作者加入桃園縣嘉義同鄉會

◆ 榮任救國團八德會長.嘉義同鄉會幹部代表頒獎

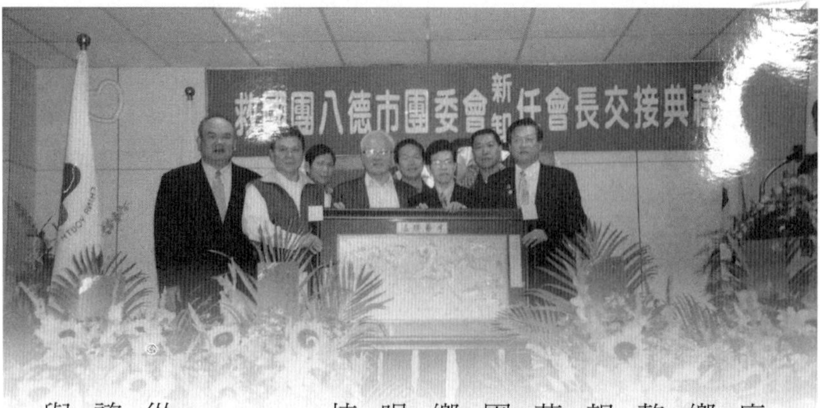


民國75年在大哥引薦下，加入嘉義出外人來桃園打拚的大家庭～旅桃嘉義同鄉會。在同鄉裡認識了很多政治人物，也感受到同鄉的情誼；我從會員做起，至擔任理事及常務理監事等幹部，前後整整快30年。在這裡結交了許多朋友，當身體不適開刀時，獲得鄉親的慰問與關懷，鄉親的濃厚情誼時常陪伴著病痛身體，讓我感動落淚，有時心裡暗暗的想，若我還有一點能力，真的願意再為這個團體付出更多。那些年我們常在召開會議時，也高唱桃園縣嘉義同鄉會會歌：「一定會凍出頭天」與「你是我的兄弟」這二首歌曲，唱出了嘉義人出外打拼的心聲和期待，你我好像親兄弟，互相來扶持，一定會凍出頭天，出頭天。

## （2）加入救國團

因緣際會在83年加入救國團八德市團委會的義務服務行列。從基層義工做起，歷經研發組長、總幹事、委員、副會長、會長到諮詢委員，從搬桌椅、掛布條到規劃設計活動，帶領義工無一不參與，救國團讓我的年輕歲月添增無限光輝及色彩。

擔任87～88年總幹事期間，結識了來自桃園縣各鄉鎮的菁英，成為互相切磋砥礪的好朋友，進而擔任93～94年會長時，使我更增長見聞，開闊更多視野。

84年擔任義工時，我榮獲桃園縣社會優秀青年楷模。87～88年擔任總幹事時，獲得中國時報「愛的連線：未婚聯誼」的專文訪談。93～94年擔任會長時，並獲得聯合報「愛心活動」的專文採訪，並受到新聞媒體三大報社20幾篇活動前後相關報導，於94年底組隊參加「中視：大家來說笑」之節目，以宣導救國團的服務理念。99年在團慶表揚大會上，代表桃園縣至救國團總團部接受榮譽獎章的表揚，同時獲得自由時報及全國日報與中國國民黨桃園縣黨部無名英雄的專文記載。101年獲得中國時報的專訪刊登，同時獲得國民黨績優志工表揚，102年獲得桃園縣長吳志揚接見勉勵與肯定，同時各大新聞媒體有十五篇以上之專訪刊登，102年也獲得桃園縣「愛無礙～職場績優身障」生命鬥士之表揚，這些榮耀對其實不算什麼，重要的是它使我深深體會救國團

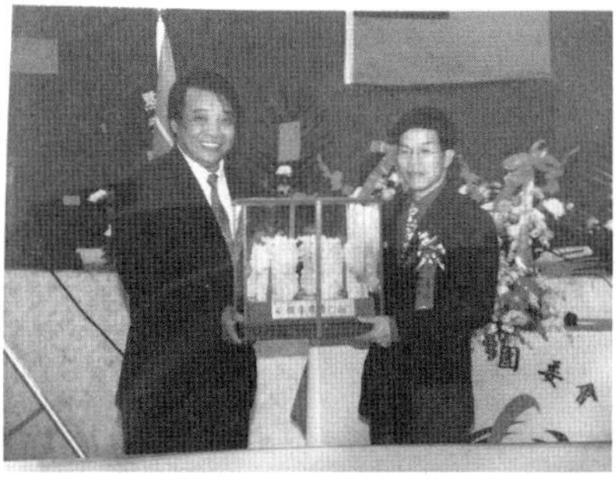

◆ 薪傳：本會87~88年會長頒獎給作者

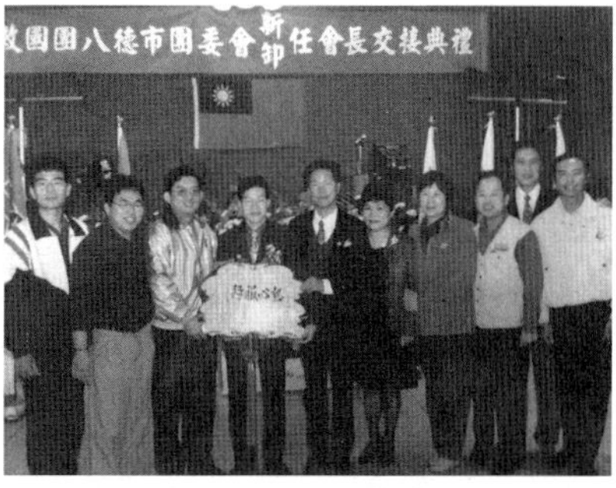


◆ 薪傳：87~88年總幹事聯誼會頒獎給作者(左4)

「助人最樂，服務最美」的服務精神。

### （3）共創立音樂協會

在90年底，由於八德市有很多愛好音樂者，於是共同籌組音樂協會。推薦當時擔任縣議員的民意代表擔任首任理事長，我跟救國團幾位義工就擔任首任理監事及義工。音樂協會開創初期非常辛苦，幸虧我們有堅強的團隊及優質師資陣容，從草創初期100多人增至目前600名，這樣龐大之社團，在努力之中也得到了社會的認同。從早期歌唱比賽到舞蹈表演等等應有盡有，我由於受到病痛的折磨，無法完全投入，只能提出意見或協助較簡易的文書編輯。

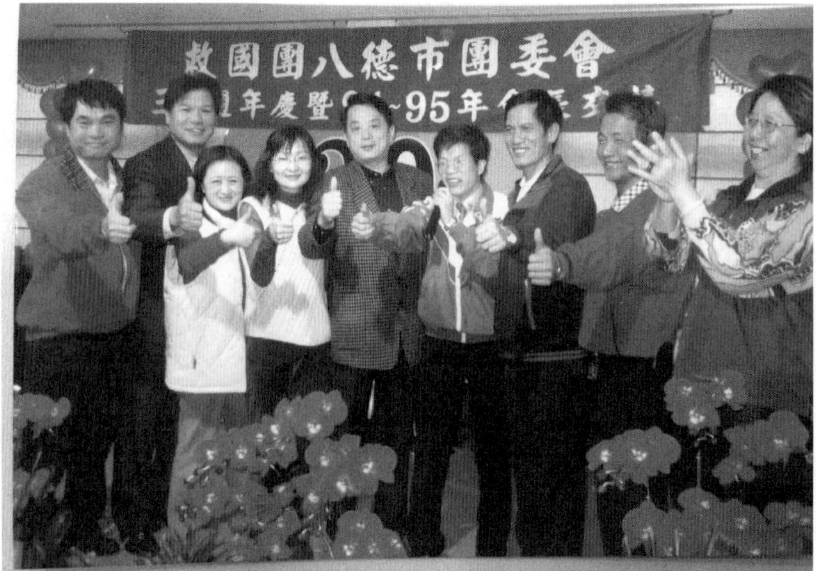


◆ 薪傳:93~94年會長聯誼會頒獎給作者(右4)

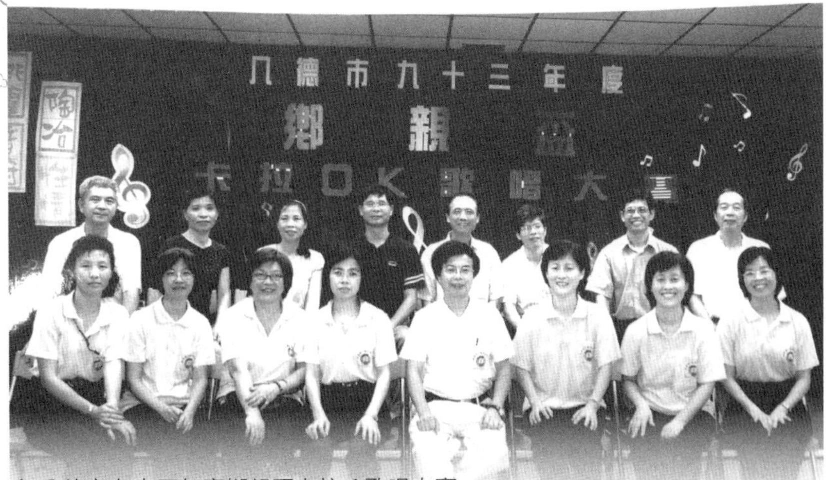


◆ 八德市九十三年慶鄉親盃卡拉ok歌唱大賽

## （4）加入紳士協會

91年八德市紳士協會開課的第二期，我跟救國團很多義工去當學員兼組長，經過一系列上課課程及活動後，讓我受益良多。結業後覺得這個團體非常不錯，就毅然報名參加這個團體的輔導員。擔任輔導員期間，常常要到台北總會上課，為了顧慮自己身體的不適及擔心與其它社團服務時間相衝突，因而辭退這個社團輔導員，人雖然退下來，但還是抱著學習成長的機會，適時參與本會的活動，至今還保持友好的關係。

參加過以上社團，主要都是義工。在這樣的過程中，也許花費了很多時間，也花費了很多力氣和金錢，但參與種種活動，認識各式各樣的人，對自己來說，學習和成長的獲得，遠遠多於付出，以親身的這些美好經驗，不敢藏私，想分享給更多人共同參與活動，共同為別人做點事。

## 7 父祖的影響，為善最樂！

這輩子影響我最大的自然是家庭，長大後來到大都市打拼，不管遭遇到什麼困境，乃至三十八歲時碰到人生重大打擊，我都能在絕望中，保持心靜的平和，不被困境打敗，勇敢作戰，這都要感謝父祖的教養及影響。

先介紹我的阿公，他是一位非常慈祥的長者，自幼博學多聞，一生除了種果樹外，還長期免費提供書本教導鄉村不識字的青少年，地方人士多稱阿公為「安阿叔公」，他還會相命、看地理風水、擇日……等等。我的阿公為善最樂，在鄉里素有美名，我也多多少少受到他的影響，從小就立定志向將來要和他一樣常幫助人。

對阿公的記憶，最深刻的是在未讀小學之前，有一次爸爸及媽媽外出不在，山上冬天的夜晚特別的寒冷，晚上我躺在床上，蜷縮在阿公的臂彎裡睡覺，沒想到當晚因天氣特別凜冽，一條蛇竟然偷偷的鑽進我的被窩裡取暖，幸好阿公及時發現，不動聲色的將蛇打死，當阿公第二天告訴我時，真是把我嚇了一大跳。

另一件事就是，我最喜歡阿公到我們家吃飯，小時家境不富裕，要能吃上肉不是一件簡單的事，媽媽一向克勤克儉，然而媽媽卻會在阿公來時，特別花錢加菜，買阿公喜歡吃的食物。吃飯時，小孩子自然看到肉就歡喜，往往手拿著筷子就不由自主的想去挾肉吃，媽媽此時就會出聲制止，說要留給阿公吃，而疼孫子的阿公就會說沒關係，還幫夾把肉往我們碗裡頭放，阿公不止對家人好，也常常自掏腰包買書幫助有心向上的年輕人識字，在村人有需要時，常常熱心助人。

阿公人高馬大，有6個兒子，每次輪房侍奉時，就請三~四個壯丁從山上像迎娶新娘般抬下山或者從山下陣容盛大的抬到山上，熱鬧非凡！我的爸爸則成長於日本時代末光復時期，從日文教育改成漢字教學時代，學會認字，讀到國小畢業。

阿公在民國64年春節家人團聚時與世長辭，享年87歲。阿嬤則是在大哥未出世前就過世了，沒有留下任何照片，所以沒有印象，但阿公給我印象就非常深刻了，阿公一生中不忮不求，樂善好施的奉獻精神，值得我們後代子孫效仿與尊崇。

我的爸爸，是個開明又和藹可親的人，在家排行老么。自幼母病臥床，老爸以做紙藝為主。爸爸與媽媽結婚後生下三男一女，一生中除了繼承祖先留下來的產業外，並增購10幾甲的山坡地，初時以自己種果樹及水果買賣為業，在閒暇之餘，最主要興趣就是下象棋，是鄉下有名的「棋王」。

爸爸是一個非常疼小孩的慈父，從來沒有打過我們兄弟姐妹，若是我們有做錯的地方，爸爸都會循循善誘，耐心教導我們改進，誠如鄰居所述——「下輩子要給阿慣伯仔做兒子」。我們兄弟姐妹能生長在令人羡慕的快樂家庭，是這輩子最幸運的事。

我記得讀國小時，有好幾次山上下起超大豪雨，山上的小溪頓時變成大河，水流湍急沖走了溪上的橋樑，爸爸總會奮不顧身攜大帶小，拉拔著我們安渡過河到安全的地方，當時看著爸爸顧前顧後的身影，在我眼中爸爸就像是一個什麼都不怕的巨人，勇敢的保護著家人。

每逢冬天外面異常寒冷，小孩子總不免貪玩，睡覺前腳總是冷冰冰的，爸爸就用他溫暖的雙腳夾住我冰冷的小腳，直到我睡著，這種窩心與感動的溫馨畫面，至今還記憶猶新在我的腦海裡。

爸爸最高興的是四代同堂，自己以身作則來引導子女，並教導小孩在各行各業事業有成，過去數十年如一日的勤奮工作，生活簡樸，勤儉持家與鄰居和睦相處，在鄰居或朋友眼中是個熱心助人又和藹可親的人，他的急公好義，深得各方好評，於102年同時榮獲嘉義縣及竹崎鄉的模範父親。

祖父帶給我為善最樂觀念，爸爸以身作則的慈愛，是我一生中最重要的身教典範。他們帶來的正面信念，是我在碰到命運挫折打擊後，一盞永遠不滅指引我站起來的明燈。

# 8 家人用力的愛，我不會被打敗！

影響我一生另一位很重要的人物，就是我的媽媽。

媽媽一生勤儉持家，是一個純樸鄉下村婦，大哥小時候常跟鄰居小朋友玩耍，有一次玩伴因事生氣，就拿小刀要殺大哥，大哥為了自衛而弄傷對方，對方家長向媽媽告狀說妳的兒子拿刀殺人，媽媽就把大哥叫到她面前霹靂啪啦鞭打了一頓，媽媽事後瞭解原委後，二人抱頭大哭。

國小每天要結伴走40分鐘彎彎曲曲的路，才能到達學校，一年級的時候，有一天姐姐不知道為什麼沒等我一起出發，我玩心一起，就逃學沒到學校讀書，媽媽工作回來知道後，大發雷霆，把我叫到祖先面前罰跪，訓斥鞭打我一番，問我以後還敢不敢逃學，經過這次的教訓，從國小—國中—專科，只各請假一次（國小：逃學，國中：喪假—阿公過世，專科：事假—姐姐結婚），打在兒身痛在娘心，我一生中只被媽媽打過一次，至今還記憶深刻，從此不敢再有逃學念頭。當初要不是媽媽的狠狠訓斥與鞭打，讓我了解做錯事會受到處罰，出社會後會不會行為偏差也不可知。

有一次跟鄰居的堂弟玩耍，一不小心右腳底中心處踩到放在外面的磨好的割刀，血流不止，媽媽知道後先止血，然後奮不顧身迅速背著我下山，要往診所就醫縫針，我在她背上，上下巔峻的抖動著，可以感受她奮力的拼命往前衝，好像晚點到醫院我就會死掉一般，我在媽媽的背上偷偷的流淚，是我不小心才害她這麼擔心的，自從經過這次的縫針後，再也不敢傷害自己打赤腳走石頭路了。

不幸的是，媽媽在65~66年期間為了貼補家裡開銷，到嘉義市後湖一家木材行工廠上班，可能是環境問題或自己運氣不好，造成媽媽上班不到半年眼睛常常感到不舒服，經送往台北長庚醫院檢查後，醫生告訴媽媽右眼必須割除，當我聽到這個消息，只能每天祈禱上天保佑媽媽能早點好起來，卻無法分擔媽媽的病痛。

由於小時候家境不好，媽媽為了養育幾個小孩，付出很多心力，也賠上了自己的健康。她對我的愛，是我成長中很大的滋養，長大後進入社會也受他的影響，懂得關懷別人。而她對我的督促，更是影響一生不致走岐路的關鍵，從小受她的教導，養成了一種紀律，直到後來就業，都謹守著這種紀律，這種本份，不敢或忘。

另一個影響我人生很大的人，就是我的大哥和大嫂，尤其生病以來對我很好，他們兩個都是我的恩人。

大哥民國57年國中畢業後，因為長期看到父母親忙於農務又收成不易，為了節省家庭開支，毅然參加軍官班甄試。待大哥甄試通過後去訓練中心報到時，爸爸與媽媽就常聽到很多說法：軍官班除了扣除在校學習時間外，還要服10年以上軍官役，出社會已經35

歲。那時每天看到爸爸與媽媽以淚洗面的景象，常常跟著哭泣。後來鄰居勸爸爸趕快至受訓中心將大哥帶回家。當我大哥回來後，因找不到工作心情非常不好；適巧鄰居的女兒嫁到桃園，大哥就在他們夫妻引薦下，提著一個皮箱從嘉義出外到桃園展開職場生活。

一個年輕小伙子剛開始投入職場是非常辛苦，人生地不熟，凡事要靠自己，必須從學徒做起，大哥就在半工半讀下完成高工學歷。並於64年結婚生下二男一女，65年間自行創業，負責電子零件買賣生意，後來因為當兵關係而停止營業。待服完兵役後，有家電子公司高薪聘請大哥，從課長開始做起，到業務經理再到副總經理的職務。

78年原公司因遭遇財務危機，無力再續，大哥只好以自己的多年經驗，自行設立電子公司。他的事業由台灣桃園廠一直擴展至大陸廠，在事業有成時，積極回饋參與各項社團與地方建設。曾任旅桃嘉義同鄉會理事長及桃園縣八德市民眾服務社理事長，並參與各大社團及學校顧問，提供地方、廟宇、道路的重建各項捐助。

當我後來事業處在逆境中，並且因為巴金森氏症肢體行動不便時，大哥及大嫂也適時伸出援手，提供我就業機會及給予關懷，並鼓勵我只要安心養病。「有緣做伙親兄弟，咱們兄弟的感情是永遠」，哥哥嫂嫂對我深摯的關愛及幫助，心裡對他們的感謝是無法用筆墨來形容的。

我的小弟，自小跟我最有話聊，也是和我相處時間最久的人，我長小弟五歲，從小就在一起讀書一起玩耍的好兄弟，直到我當兵，踏入社會，才各分東西，他是我心靈最親近的人。讀小學時因配合我讀國中，跟著轉學至離學校較近的鄉村。高工他讀汽修科，退伍後適逢大哥成立電子公司，便到大哥公司幫忙，對一個讀汽修科的他來說，對電子方面完全外行，只好從自基層做起，從搬貨送貨到認識產品、接洽業務到規劃公司經營運作，直到升任電子公司之總經理，全憑他的努力，且一路走來，始終如一。

小弟在我失業時，帶我至大陸廠創業，沒想到當我到大陸之後，身體狀況很差，小弟又考量大陸醫療設備不及台灣先進，認為我不適合長期待在大陸工作，且明白當時的我也割捨不下救國團八德市團委會會長的重責大任，建議我回台定居。小弟一向對我的事情義相挺，兩肋插刀，在我小孩讀大學時，還各買一台手提電腦送給我的二個兒子，在我50歲生日的時候，小弟特別從大陸訂購一台最新型的手機，擁有這樣惜情的兄弟情誼，真是快慰人生了。

我的大姐，則是刻苦耐勞的典範，她國中畢業後，到桃園，任職於電子公司。後來在保險公司服務，也幫忙大哥做外包供應商，後來隨姐夫經營便當店，目前在八德市及桃園市各開立一家連鎖便當店，大姐也非常用心地照顧我們一家人。

大姐為了怕我們飲食不正常，經常主動提著飯菜來給我們，要拿錢給她，她總會生氣地跟我說：「我是妳姐姐，同父母親生的，免計較，何況弟弟你也幫我介紹很多客戶，我還要感激你」，老婆生病期間大姐也不眠不休的照顧，她非常疼惜我及二個小孩，我還

◆作者(後排右二)與父母親及兄弟姐我四對夫妻合照

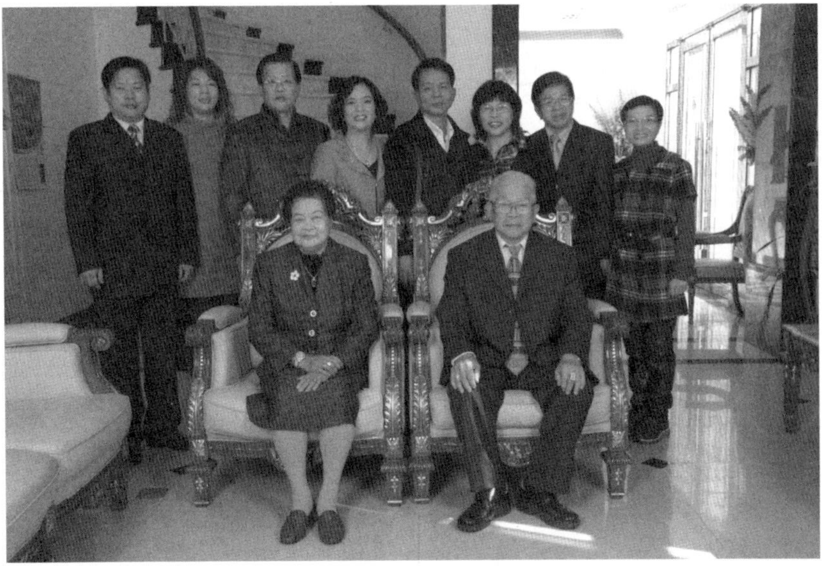

記得讀五專時，姐姐首次送我新手錶及計算機，在我當兵要入部隊時，要到媽祖外島，姐姐當時身懷六甲，還遠從桃園搭車趕到基隆來看我，讓我感覺非常溫馨，真慶幸擁有這麼疼惜我的好大姐。

我衷心謝謝一路陪我，關照我的家人，有了他們濃濃的愛，不論是處在人生的坦途或逆境，他們是我心中永遠不滅的明燈，我不會被打敗。

雖然我生了這場不治之病，但是我的家人不曾放棄我，我有這麼好的兄弟姐妹，最要感謝的是有個好父母，他們教會了我們要友愛。愛你的家人吧，不管你在順境中還是在逆境裡，家人是世界上不能選擇必然在你身邊的人，趁著來得及，用力愛你的家人吧！

◆ 作者與內人（生病前照片）

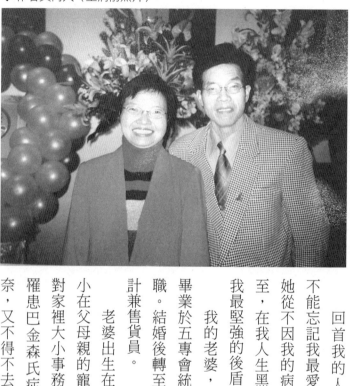

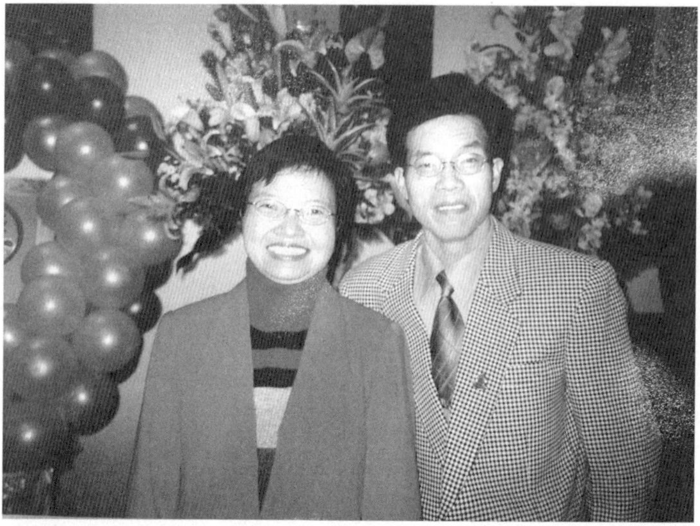

## 9 在生活中挑戰生命，最愛的人一直都在

回首我的人生從出生到得病的過程，當然不能忘記我最愛最愛的家人。我那嫻慧的妻子，她從不因我的病而有任何怨言，對我照顧呵護備至，在我人生黑暗的時刻，始終不離不棄，成為我最堅強的後盾。

我的老婆，是出生於新竹市關東橋之望族。畢業於五專會統科，出社會後在新竹一家藥廠任職。結婚後轉至桃園縣八德市一家五金行擔任會計兼售貨員。

老婆出生在書香門第，又是家中的么女，從小在父母親的寵愛中長大。婚後雖然上班工作，對家裡大小事務較為依賴及沒主見，當她得知我罹患巴金森氏症時，首先要面對丈夫病痛的無奈，又不得不去接受事實，一個被寵愛嬌嬌女瞬間被逼得要變堅強，展現了女人的偉大韌性，學習騎機車及開車，教養孩子，處理家中的大小事……，龐大的醫療費用及家庭開支的經濟重擔突然全部落在一個女人的身上，對她是一件多麼殘忍的事，當我開完刀後的第一年，種種的壓力在在都讓她喘不過氣來，身心俱疲下，結果在她的脖子處長一顆硬塊，經過至大醫院門診，被醫師判定為鼻咽癌，長期的治療過程，讓老婆整個人爆瘦。

在老婆化療期間，為了容易飲食，必須住院，在她的胃部開一個小洞，老婆住院期間，我時刻陪伴照料，就像她當初照顧我一樣。有一天，我推著老婆至餐飲部購物時，竟

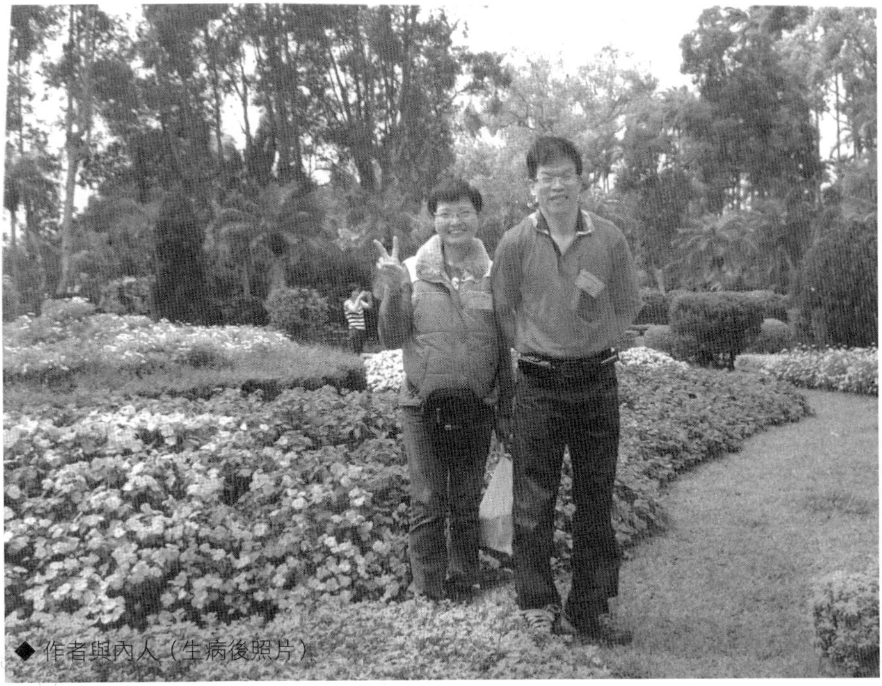

◆作者與內人（生病後照片）

然在電梯口無法推動輪椅，經過多次啟動還是無法如願行走，共乘電梯的乘客不禁產生疑惑的說，你們倆個到底「是誰在照顧誰」，聽了讓我忍不住鼻頭一陣心酸，爾後類似的情形也常常發生，但是再大的磨難也擊不垮我們夫妻的信心。

老婆本是千金大小姐，但千金大小姐出身的她，嫁給我後，不但生活中的大小事，都要做粗了她那原本纖纖的玉手，自我生病後，原本承諾要保護她，照顧她，用一生來愛她的承諾，因自己的病痛不斷的痲煩她，折磨她，每一次看著她那雙手，那雙為了我做了那麼多事的手，天天在為我和這個家操勞著，都想偷偷流淚，怨恨自己不能為多她做些什麼，而這麼多年來她的不離不棄，沒有一句怨言，更是讓我心痛，除了感激她為我，為這個家做的一切，如果有來世，及來來世，都希望有機會可以回報她。

夫妻情牽一世，同為病痛折磨，同在生活中挑戰生命，老婆雖然還要不定期的到醫院做追蹤，在治療後得以痊癒，我很慶幸上天的對我的垂愛，讓我還能繼續陪在老婆左右。

我的小孩~老大79年出生，就讀大學電機工程系，今年當兵退伍，老二，83年出生，現就讀大學二年級電機工程系。老大小時候常常跟我出去辦活動，跟義工們打成一片人緣很好，出去常常滿載而歸，因此從小就有好多人喜歡稱呼我為親家。老二最令我不捨的是在他二歲時，由於家裡重新整修裝潢，暫住和室房，泡牛奶的熱水壺與床鋪位置一樣

◆作者的小孩（老大、老二）

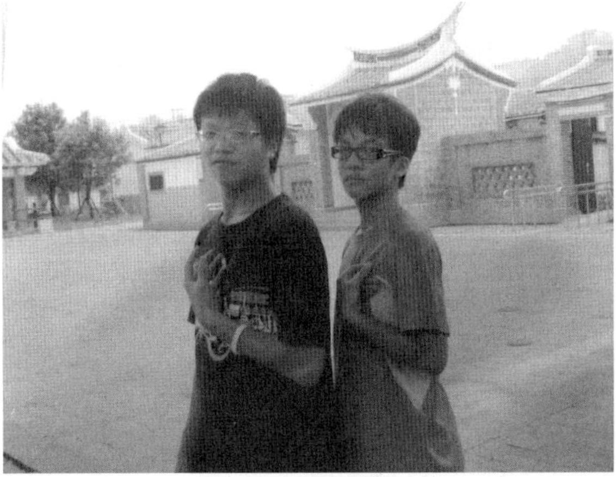

高，由於一時疏忽不察，造成小孩自己去按熱水，造成腳底全面性燙傷，幸好遇到貴人將其治癒，否則我將愧疚遺憾終生。二個兒子最令我感動是陪我出去時，都會輪流牽爸爸的手過馬路，老大更在讀書中在學校工讀，賺取生活費，同時學會開車，出遠門時就開車主動接送，老二也總能體恤父母親上班的辛勞，下課後會幫忙處理料理家務，二個貼心的孩子也是我最大的安慰。

小孩是在我未罹患巴金森氏症之前生的，見兩兄弟的成熟體貼，使我不必又多一份擔憂。我期望小孩們身體健健康康，好好讀書，做個社會有用之人。

自從生了這個病，受到兄弟姐妹內人孩子的細心照顧，讓我深深明白家人的重要，尤其讓我想到的是古時候的大家庭，家裡有一個人生病或有意外，整個家族都會一起來分擔經濟以及心靈上的照料，家族是一個比保險制度更好的制度，只是在你還健康有能力付出時，有沒有好好的對家人付出，而儲存好自己的保險？

◆ 作者(後排右二)與父母親及全家福

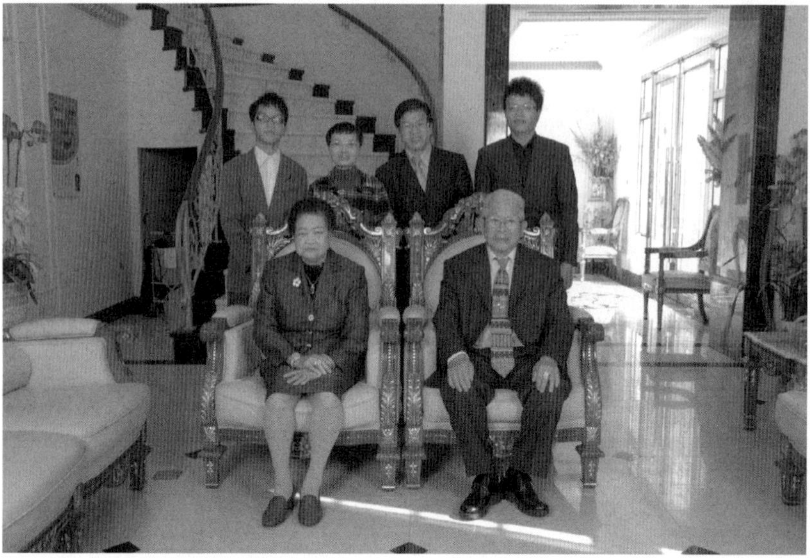

◆ 龍潭百年大鎮辦活動

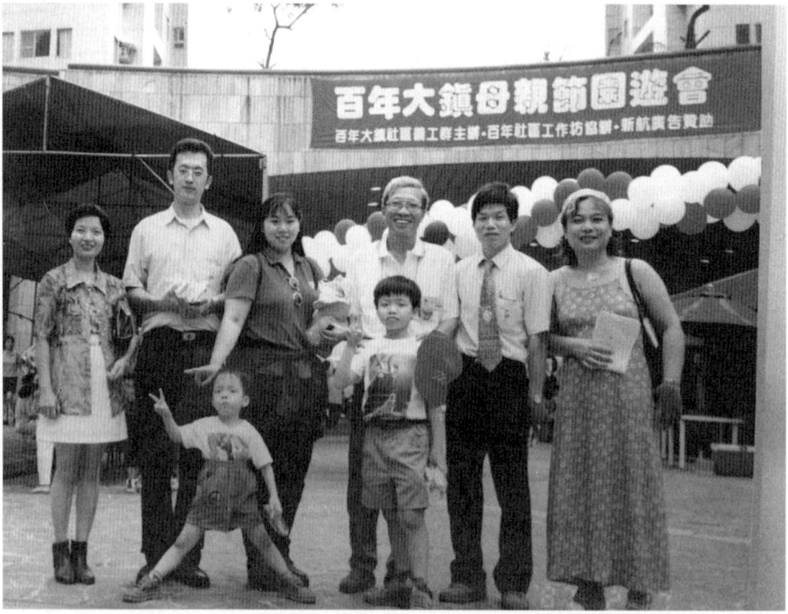
百年大鎮母親節園遊會
百年大鎮社區義工群主辦・百年社區工作坊協辦・新航廣告贊助

# 第二章　從彩色變成黑白

人們每天忙碌生活著，以為日子會一直順順的下去，不料生活突遭巨變……

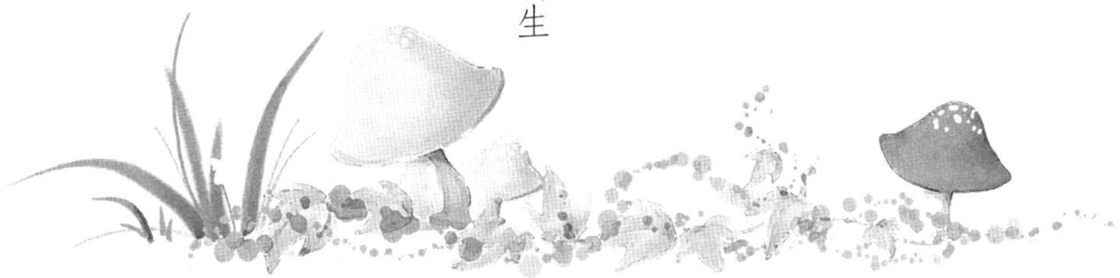

# 1 生命是無常的，有時是無情的！

人生是殘酷的。有時候當我著電視裡DISCOVERY的影片，當介紹非洲大草原時，總有生命中種種的競爭與考驗，一群羚羊上一刻還和同伴們開心地在湖邊嘻戲，下一刻就被忽然冒出一頭獅子，撲了過來，撕裂軀體，瞬間血肉模糊，慘不忍睹。當我看到這樣的畫面時就會想，人生也是如此，人們每天忙碌生活著，或與同事嘻鬧，或與戀人爭吵然後和好，上演一齣齣的人間劇場，以為日子會一直順順的下去，不料生活突遭巨變，有的人發生車禍，前一秒還在笑笑鬧鬧，下一秒卻天人永隔；有的人前一週還健健康康，在籃球場上帶球上籃，下一週卻被醫生宣告得了絕症，只剩沒多少日子好活。

生命是無常的，也是無情的。

在描述我得病的心路歷程前，想要和各位讀者說，不要將每天的生活視為沒什麼了不起，不要將家人朋友的關愛視為理所當然。命運之神給你致命一擊時，通常不會事先打聲招呼，惡運來時，常常只能張口結舌，不敢相信這樣的事真的發生在我們身上。

那年才三十八歲，我身體健康，之前做任何健康檢查，從來沒有發現過什麼重大症狀。我的家族中也沒有巴金森氏症病史，在人生路途中，我從來沒料到，這麼個連病名都念來拗口的病，會發生在我身上。

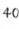

情況的發生是漸進的，這種病不像車禍意外，一聲驚呼就慘劇發生，這種病比較像是長期的折磨，一點一滴的剝奪人的健康。當發現身體不對時，已經是病了一段時間了，而可怕的是，等在前面的，是持續惡化的路程。

如同許多的疾病般，最早發現的人，常常不是自己。最早發現我「怪怪的」人，是我自己的家人。由於老家是在嘉義，仍過著田野農忙的生活，我假日會回家鄉幫忙，也會上樹幫忙摘取水果，協助採收。就在那個時候，我的堂嫂看出來，原本動作靈敏的我，現在行動「卡卡的」。由於堂嫂是從小看我到長大的，對我認識最清楚，有什麼「不對勁」，他第一個看出來，特別是每隔一陣子回家，中間有了間隔，更容易看出對比。反而我自己和身邊的妻子兒子，因為天天相處在一起，疾病的變化是漸進的，沒看出來。

接著發現我身體有問題的，是我公司的同事，雖然他們不算是親密的家人，但由於日常工作互動頻繁，很多工作需要一種節奏，當我的節奏變慢了，其它人也終究發覺不對。包括我因工作需要必須跑公司和工廠兩地，包括經常要開會和大家討論專案進度，這過程中，同事們都習慣於那個「動作迅速，勤快有效率的何嘉訓」，但現在他們看出來，這個何嘉訓少了點什麼。

起先是一兩個同事提出的質疑及關心，包括當時和我互動最密切的兩位經理，他們都關心的問我，身體是不是怎樣了。我當時還不以為意，覺得他們想多了，後來隨著諸多症狀更加明顯，連自己也知道不對勁。當時的症狀，包括四肢開始顫抖，肌肉也開始變得僵硬，乃至影響我的動作。

其中一位經理，很熱心的主動去查書，把我的症狀去和書上對照，然後他很嚴肅的告訴我，要我應該找一天去看醫生，他懷疑我得了巴金森氏症。我很感謝那位經理，當時贈送朱迺欣醫師著作《巴金森病認識與面對》讓我徹底了解這種病的可怕性。

當時的感覺，就真的是「人生忽然從彩色變成黑白」。

我自詡付出比別人更多的努力，在工作方面快速讓公司順利通過ISO品質管理制度認可；在社團方面領導八德市救國團團委會志工們，也持續獲得市公所及民間團體的認同。在我人生中最精華的歲月，正要開始一步一步實現人生規劃時，萬萬沒想到，會罹患了巴金森氏症，當時的我才38歲！

正當壯年，在事業與義務服務工作顛峰時期，本可為社會投入更大心力之時，萬萬沒想到噩耗卻悄然地降臨到我身上！巴金森氏症狠狠敲碎了我追求理想的事業與美夢。

發病之初，還隱瞞著家人去求醫問診。當時的我更百般不解，亟思逃避，不知道自己到底做了什麼缺德事，老天要這樣對待我，讓我遭此厄運。種種矛盾的思緒不斷地在心中來回掙扎盤踞，常自覺心情要放開一點，免得家人擔心，內心卻總有一股負面的力量在拉扯，眼看病情一天一天加重，知道「紙包不住火」的情況下，決定告知家人，從此我知道，我和我的家人必須一輩子活在可怕的巴金森氏症陰影中。

# 2 到底什麼是巴金森氏症

在這大半生中，我也看過很多死亡和重病的案例。包括家人或身邊的人，因罹患癌症或碰到其它意外事故，帶來的生活悲劇或恐慌。但再怎樣，也不會想到巴金森氏症會和我扯上關係。在發病之前，是有聽過這種病，但總是和老年人聯想在一起，人一當年老，會有很多病找上門，諸如心臟病、糖尿病、高血壓還有巴金森氏症也是一種。但怎麼會找上我？

既然生病了，我也積極的去研究和這種病相關的書及參考資料。

從書上資訊知曉，巴金森氏病是一種腦的退化性疾病，會造成運動功能的障礙。它主要是因為一種叫做多巴氨的神經傳導物質缺乏所造成。巴金森氏病的主要症狀包括：靜態四肢顫抖，肌肉僵硬，動作緩慢及姿勢平衡功能的消失。它使病人活動自主的能力逐漸減退，日常生活的活動由緩慢而困難，嚴重者最後逐漸需靠旁人協助，終至臥床不起。

依統計資訊顯示，巴金森氏病的流行率約0.1%，六十歲以上老人的發病率大約約1%，七十至七十九歲則約1.5%。大部份病人在五十至七十歲之間發病，男女發病率大致相同。像我這樣三十多歲就得病的，真的不多見。

於是不免思索著，為何會得罹患巴金森氏症？，是因為長期的工作壓力及待在空氣品質不佳的環境中嗎？我工作的品管室在地下室，空氣較不通風，且放鑄鐵，鑄銅，鑄鋼，銅棒等樣品。但這終究只是猜測，當一個原本不屬於一般認知的得病族群，會得到絕症，內心總是充滿困惑不平想要找到一個「元兇」；但我也知道或許永遠找不到答案，在今醫學科技發展也無法找出巴金森氏症解藥的時代，我對得病原因的追究，也只是一種對命運的無力吶喊。

既然遇到了，還是要面對。我的病況，初期還比較輕微，甚至在生病期間還能忙碌地從事救國團會務，並於民國九十三年，也就是發病後第五年，擔任八德市團委會的會長。然而隨著病情的加劇，必須借助更多的治療，除了吃藥外，還需在體內裝設電池，為此還自己戲稱自己是「鋼鐵人」。

巴金森氏症是一種絕症，目前的醫療技術無法治癒，只能協助病人，控制病情。有關巴金森氏症的治療，主要有兩種。

**第一種　藥物治療：**

一般病人初期主要是靠藥物治療，以短效型及長效型的多巴藥物為主。藉由供給多巴胺神經多一點的多巴藥物，以便製造出更多的多巴胺來彌補退化的神經所減少的製造量。早期的巴金森氏症患者，對於多巴藥物的療效反應皆相當不錯。但由於巴金森氏症為一進行性的疾病，多巴胺神經一直在死亡，以至多巴藥物會愈服用愈多，然後藥效愈來愈差，症狀就愈來愈嚴重。許多病患在服用藥物幾年後，便會出現藥物之副作用，包括幻覺、噁心、腸胃不適，甚至全身不白主的肢體舞蹈等。病人雖然服用大量多巴藥物，仍然動彈不得，無法像正常人那樣行走、工作，日常生活皆須旁人照料，生活品質相當差。

## 第二種　外科手術療法：

由於藥物治療無法控制嚴重病患之症狀，改善病患生活品質，因此外科手術治療便成為很重要的治療方法。這些手術方法皆經長期的動物實驗及臨床人體試驗後才開始施行的。目前主要的手術方法分為三種。

第一種是燒灼切開術（破壞手術），在90年代初蒼蠅球燒灼切開術耀為主流.也就是把腦部某些小區域加熱80度，時間為80秒，使局部的神經細胞失去功能，這些區域包括蒼白球，視丘，及視丘下核等。經過研究已證實，當多巴胺神經死亡時，上述三個地方的神經細胞功能就會大大增強，結果就好像車子的煞車被用力踩住一樣，人的動作就變得相當緩慢、僵直。破壞蒼白球區，病患就較不會肢體僵直，行動會較快速。破壞視丘，病人就不會顫抖。破壞視丘下核，病患的所有症狀就會減輕，藥效也會增強。

第二種深腦部刺激術（DBS），是近10年來發展出來的新療法，它可釋放出高頻電流來控制視丘下核過度的運動，同時病人可依病情的需求，適度調整刺激的時間與長短，它具有可逆性，可調節性及持久性的治療，當電刺激出現不良反應或副作用時，僅需將電刺激器的參數加以調整或關閉，甚至將植入的電極移除即可，並不會遺留很大的後遺症，隨著時間改變，巴金森氏症病患病情的治療需求亦會改變，深腦刺激的治療參數可隨著此一變化而調節，以滿足臨床上治療的需要，現今深腦刺激術（DBS）已經證實為一種安全有效之巴金森氏症治療方法，深腦刺激術療法，可舒緩巴金森氏症患者因藥效波動引起各種「停電」症狀，包括，四肢僵硬，行動遲緩，震顫，步態不穩，甚至不自主異動與不正常來電得到顯著的改善，病患所服用的藥量也可減半，其主要優點：它是可逆性，可調整性及雙邊性，唯一手術費用要自費80幾萬元，每5年還要持續性換電池50幾萬元，絕非一般家庭所能負擔。

第三種是組織植入大腦手術：將自體的腎上腺髓質或胎兒腦中的黑質細胞植入病患腦中，一些零星病例報告宣稱效果不錯，但仍有待更嚴謹的試驗及長期的追蹤。另外胚胎腦的來源還牽涉到倫理、社會及法律的問題，值得深思，不過植入手術似乎較合生理及治療原則。

巴金森氏症已除了初期的藥物治療外，當藥效不佳時，可以採取上述適切的外科手術，以改善病情。

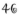

但畢竟不像感冒、胃痛或者骨折，可以一進醫院，醫生就幫你找到健康的方法，巴金森氏症，目前的醫治「階段」，也僅能是「改善」而已。

巴金森氏症不是像癌症般，會最終奪人性命，但會困擾患者，它就像炸彈一樣隨時引爆。據統計60歲以上的人口中，有百分之一的發生率，於現今高齡化的社會中，有逐漸增加的趨勢。社會經濟的提昇，要活得老、活得好的前提下，手術往往扮演其中的一部份，最重要的是應定期、密切地與神經內科醫師約定，進行定期追蹤，病情才能得到很好的控制。巴金森氏症、對病人、家長及醫生、皆是不容易對付的棘手慢性腦部神經病症。

另外，如同許多的病症般，會有一些併發症等等的，隨著我巴金森氏症的狀況加重，蜂窩性組織炎隨著病情到來。或許是我的体質不適合開刀及吃補品，自從腦部開刀後，只要吃到麻油雞或較補的食品，就會引起蜂窩性組織炎。這種病除了要住院接受抗生素打針消腫外，還要留院觀察治療；造成我對麻油雞，薑母鴨，羊肉爐及海產等類食品從此敬而遠之。所以罹患巴金森氏症的人士，在飲食方面要特別注意，免得無法治癒而造成終生遺憾。

# 3 我很抱歉，生病拖累了家人

從醫生口中得知自己真的得到巴金森氏症後，帶來的震憾影響多大呢？可以說，直到今天，內心都不肯相信，這樣的事會發生在我身上。但被這樣的震憾打擊後，變成怎樣呢？實在說，我算是個很堅強的人，雖然知道生病，內心也充滿困惑，但還是選擇積極面對生活。從發病到今天，十多年過去，沒有中斷過我的工作及生活，在得病的最初四年，甚至還在金屬公司上班，之後轉任電子公司工作，仍繼續過著上班的生活，沒有倒在病榻上，唉聲嘆氣。並且積極從事社團活動，最早講話咬字仍清楚時，仍擔任社團幹部，到後來終於病情惡化，講話口齒不清時，我才改換位置做志工，貢獻所能。

為了要讓自己生活更正常些，也對社會有更多的貢獻，我必須要積極做的第一件事就是想法子治療自己的病。初期除了吃藥外，就是要接受物理治療，透過適度運動，可以防止關節硬化、肌肉萎縮，並維持正常的姿勢以及平衡來達到日常生活的獨立性。而醫生也告訴我，心理及精神支持很重要，家屬、朋友及醫師的關愛及鼓勵，可以改善患者的憂鬱，增加信心。我很慶幸，我的家人對我都很關愛照顧，包括我的父母妻子兒子，還有我敬愛的大哥及小弟，他們都在日常生活中給我時時的慰藉與扶持。

但隨著病情越來越重，我必須去面對更大的挑戰。平常看診都在長庚醫院，在那兒我定時服藥，遵從醫師指示做調養。然而病症雖然經過長期治療，身體健康狀況卻一日不如一日，還在金屬公司上班時，彼時公司業務發展重心逐步轉移至大陸，我便在此情況下選擇優退，轉至大哥創立的電子廠工作。原想一邊養病一邊學習專業知識，沒想到身體急速惡化，在家人及專業醫師建議下，我在猶豫著，該不該去動腦部手術。主要考量原因有兩個。

甲、開刀需要龐大的費用，我以優退方式離開金屬公司後，雖然有一筆錢，但老實說金額也不多，加上我因病，工作能力大打折扣。家裡我和妻子兩個賺錢能力都有限，後來我妻子又得了癌症。兩個孩子也都還在唸書。要開刀實在是我無力可以負擔的。

乙、心裡上的壓力，往往這點比經濟壓力更大。要知道，一般人，因為在麻醉後的事不可預料，手術後不幸身亡的案例也時有所聞。何況我現在要開的是腦部手術，其壓力之大可想而知。

但終究，病情已經惡化，單靠吃藥已無法正常生活。於是在我大哥的支助下，我於94年6月中旬，花費80萬元接受腦刺激神經開刀手術。當天的情景，我到如今還清楚的記得。

那時我躺在手術病床上，全身因為巴金森氏症而癱軟無力。但我仍清醒的想著一件事，我這一進去，是生是死，無法得知，若不幸，我這一去再也醒不過來，那我的家人怎麼辦，我的愛妻我的兩個兒子，我捨不得啊！

那一刻我是惶恐的，那一刻我充份的感到生與死交界的恐慌與無耐。一向堅強的大哥，那時也忍不住嚎啕大哭，他緊握著我的手，說弟弟啊！你一定要加油！

你一定會康復的。隨著麻醉藥力的提昇，我逐漸失去知覺，眼中看著漸去漸遠的家人，我內心哭泣著，直到進入無明無知無覺的世界。

感謝醫師的妙手神技，開刀一切順利。原本癱軟的我，在手術後，成為一個「鋼鐵人」，在左胸的位置，被安裝了一個電池（也就是脈衝產生器），然後牽引著六條線，架設在體內，聯結著腦部。透過電池的電力，產生的電流，刺激著那因為病變而不正常的腦神經，重新產生命令，用腦來控制四肢的動作。

初期醫生透過不斷調整電量及控制大小頻率，情況看似略有改善，然而輾轉幾年過去，不但未獲得改善，還日益嚴重，造成舉步維艱，體力不繼，甚至連開車及走路都產生困難。手術裝置的電池壽命只能維持5～6年，因此於99年8月又重新更換蓄電池，開刀又花費56萬元的手術費用，原本為一家經濟之柱的我在身心障礙驟失賺錢能力之後，一個小家庭要負擔一而再的龐大醫藥費用，實在造成生活上很大的壓力。

對一個原本若沒電池就會癱軟的我來說，如今有這個電池在身上，已經是我生活的必須。平常人看到我的時候，表面上，看不出來我身上裝著東西，因為是手術縫合在體內的。但他們可以看出我的行動，很像個機器人，我需要「暖機」才能「啟動」。每當我從座位站起來，會停在一個地方很久，要重新運動四肢換到另一個地方時，我首先要艱困的站起來，彼時兩條腿仍是無力的狀態，需要幾秒鐘的啟動，每當那時站在一旁陪我的人都會感到緊張，看著我，不斷的搖擺雙腿，人卻仍定在原地無法向前，他們也只能乾著急。但一旦成功啟動後，我的腿邁出第一步時，第二步第三步就比較順了，甚至情況好的時候，不認識我的人，根本看不出我生病了。

只是，我的情況時好時壞，大部份時候偏壞的多。我走路仍需拿著拐杖，在我每天多次的啟動中，總有幾次是啟動不順的，我怎麼擺，雙腿就仍是無力，或者走著走著又失去平衡感，整個人重重摔在地上。生這種病的人，比正常人更擔心生命危險，倒不是因為巴金森氏症本身會奪去我的性命，而是這種病會剝奪我正常的行住坐臥機能。在很多場合，一般人沒事的時候，卻可能很危險，例如過馬路時，若突然跌倒，那就非常不妙。還有走路跌倒時，若身邊是危險的場所，有尖石或磚瓦釘子等，也是處在危險邊緣。

我很抱歉，因為病，我的家人時時刻刻處在擔憂的狀態，這一種無力感，實在是生我們這種病的悲哀。但即便最無助時，我仍時時告訴自己，雖然生病了，但我還有能力做事，只要還有一絲一毫的能力，就不會放棄生活，我要繼續加油。

# 4 親身受創，才懂更珍惜生命

回想那一次腦部開刀的經驗，內心還是有著惶恐，沒有親身經歷過生死交關感覺的人，很難體會那種心情。想像你在山中步行，前面有兩條岔路，走錯了，可能要花費很多時間都回不來，那是很糟的狀況。但在醫院裡時，比這還糟，畢竟是腦部手術，還牽涉到麻醉等等，以今天醫學的發展雖然先進，仍不免有各種人類無法掌握的狀況，很多人一躺入病床被麻醉送入手術房後，從此家人就再也看不見他們了，這不能怪誰，手術本來就有成功機率問題，就算是99%成功率，也還有那1%的失敗可能。當在山中迷路，再辛苦點走回來就好，在手術後靈魂迷路，就再也看不到親愛的家人了。這樣的心情，不是當事人，真的很難想像。

其實，就算是原本沒生病的時候，也不喜歡聞醫院的味道及氣息，但是如今到醫院，卻成了我不得不的生活一部分。

當然最害怕的是還是開刀那天，那時候醫生說先住院二天觀察，一天吃藥，一天禁藥；在這種方式下才更能深切了解病情的狀況。第三天早上七點接受麻醉，在腦部上方掛上一個金屬物品先於釘頭完成後，在家屬陪同下推入開刀房，送入開刀房我就失去知覺了，只能把性命全權交給醫生。

醫生在我的頭部上方開刀，於後腦處裝上六支傳導線，歷經數小時的手術，直到當天下午三點多才清醒過來。當聽到醫師們在對談，表示對手術狀況樂觀，待五點多推出開刀房時，家人在外等待焦急煎熬的心情，可想而知！第四天，我接受胸前裝電池的開刀，先行麻醉再置入一對電池至傳導線，推出開刀房後感到非常的疼痛，而這種疼痛非親身受創者是無法體會的。

我想罹患巴金森氏症的人，才能深入了解肢體運動功能障礙的不便，此外還要受到每天腰酸背痛的煎熬，就像當初接受腦部開刀時，面對無法預知的手術風險，那種不怕一萬只怕萬一就會跟家人與世隔絕，瀕臨生死，忐忑不安的恐懼心境，至今仍深深烙印在我的腦海裡揮之不去。

而也因為這樣的經歷，讓我更深深體會家人的重要。首次住院期間，最可貴的是家屬及親朋好友的探視。由於我平常生性樂觀，結交了很多朋友，參與社團又多，又適逢擔任會長，除了我的家人親戚外，首次開刀，會客人數高達130人：包括八德市長，縣議員及我原離職公司董事長及經理代表，金屬工業研究發展中心的好朋友，救國團桃園縣團委會代表，93~94年會長聯誼會代表，87~88年總幹事聯誼會代表，本會義工幹部代表，嘉義同鄉會理事長與幹部代表，本市音樂協會理監事幹部代表及前本市紳士協會理事長等等，紛紛至醫院或家裡探視我，讓我深深感動，在此除了感謝董事長及我的大哥金錢的贊助外，也要感謝小弟，姪兒，及照顧我的老婆及爸爸，與探視我的親朋好友，跟您們說聲謝謝。

開刀後在醫院靜養接受檢查，調整電量頻率高低，觀察一個星期才可視狀況辦理出院。在出院前，每當醫生調整電量稍為高時，我就會像過動兒一樣，坐也坐不住，站也站不住，全身一直不由自主的擺動。這種情形看在醫生眼裡，直說是正常狀態，並且需要再一次回診，待一切正常後方可回家靜養。

初期靠藥物控制及不斷調整電量及控制大小頻率，稍有改善，記得有一次，醫師為了節省電池的消耗而予以定時控制時間，造成我整個人癱瘓，趴在床上，根本就無法站立或坐起來，並產生全身不舒服輾轉難眠的現象，腦中則是一片茫然。當僵直嚴重時，被稱呼為「冰凍人」。

這就是我的生病人生，也是我必須用下半輩子努力克服的人生。

# 5 三次特殊狀況

在我安裝了脈衝閃生器後的人生，感謝身邊家人朋友的幫忙，我很少碰到大的狀況。頂多在情況不好的時候，一天會跌倒很多次，另外，裝了脈衝產生器後，對我的講話清晰度幫助有限，我也要常常對身邊朋友感到抱歉，因為我的口齒不清，他們常常得費力猜測我想表達些什麼。

雖然很少碰到狀況，但從我九十四年手術後，之後再經過一次手術，這幾年間，難免也會發生較大的狀況。印象中，比較嚴重的有三次。由於三次都帶給我極大的不便，不但印象深刻，並且希望不要再發生第四次。然而我也知道，身上的這個電池，是「損耗品」，電會逐漸的消退，終至必須再開刀，這是病的宿命，我也只能面對。

先來說說那三次特殊的危機：

第一次是在民國九十四年底，那時我剛手術，對身上的機器功能也不夠了解。發生了一次短路事件。那時我和家人外出去南部，當時是要觀光吧！經過一處山區，沒想到那有高壓電塔，就在那當下，我的電池當場就短路，整個人像個電池用光的玩具熊，突然整個無力塌了下來。那情況其實很危險，若不是身邊正好有人，很有可能會致命。還好當時我和家人一起，他們看我情況不對，立刻送我去醫院。也才知道，身上裝了脈衝產生器，是不能接近高壓電的。不只不能接近高壓電，連日常生活中許多的器具，接近都可能有危險。不可靠近的包括：雷達天線、廣播天線、發電設備、大型電機、高壓設備、強磁場發生的地方，也不可接近開蓋正在檢查發動機的汽車，也就是說，我不可以去汽車保養廠，一當進去，一不小心就變成「廢人」。另外也不可接近大型喇叭和音響。可以想見，我的生活處處充滿了「不可以」，一般正常人可以做的事，我許多都不能做，連享受音響都可能危害到身體。

另外，若接近電磁爐、微波爐、焊接機、高頻治療機、電動割刀、高功率的對講機、防盜器、金屬探測儀，乃至不良的電器等等，也會對身體產生不良的影響，讓脈衝產生器發生故障。但實在說，生活中不可能完全避免這些，就以微波爐來說，這是很普遍的，更別說防盜器，現在大部份車輛都裝有防盜器，只能說，除非把自己封閉關在一個絕對安全的空間，否則只要接觸到一般人生活，就處處是危機，但總不能因為危機就放棄生活。

第二次的危機，發生在九十五年。那是跟調整設備有關。其實也是在手術後一兩年，仍在適應調整階段。由於身上安裝脈衝產生器，不只耗電更是耗費金錢，以正常的消耗速度，每五年電池就會用完。一用完又要手術花五六十萬元安裝。以一個正常的上班族月入四萬來說，年收入不到五十萬，可見這個手術要花費的金錢有多大。於是有好心的醫生，就想說，如果不要二十四小時都用電，那會不會比較好，例如，睡覺時間就「關機」吧！一天省掉三分之一的電，那累積起來又可多用一兩年。

好意是好意，可惜用在身上不實用。估且不問，你怎能剛好控制幾時睡眠可關機，幾時醒來要開機，光論開開關關這樣的切換，就帶給身體不良的影響，原本有電忽然沒電，腦神經的接受度如何。一但沒電，要再回復並不是那麼容易的，在醫生建議下試了一兩天就知道不行，整個人因電池不正常，整天處在無力的狀態，頭昏昏的，非常不舒服，於是趕快跟醫師說，不要把電池設定成節電的，這樣不行的。

第三次危機是發生在二〇一一年，也就是說時隔上一回出問題也已經六年了，在逐漸適應脈衝產生器後，我的生活也逐步規律，配合電池運作。時間到了五年一次去換電池的手術也正常。但二〇一一年那一次，原本沒事，卻因為去醫院做了調整後，可能因為在過程中產生短路，當時醫師也沒發現，結果在回去路上我竟癱軟在地上。

原本就必須常態去醫院檢查身體，包括定期服藥，以及檢測電力。平常吃藥看診都是就近在長庚，但有關儀器的問題，就一定要到台北台大醫院，我的手術也是在那邊開的。那一天是我父親陪我上台北的，他本身年紀也大了，我和他一老一病，兩人相互扶持地坐火車去台北。那天當在台大檢查電池時，當下就感到醫師在診治時，有著電力短路的感覺，但心想那只是我的感覺，應沒什麼，也沒特別跟說。沒想到，才離開醫院沒多久，人還在台北車站，我就不行了，因為台北車站那兒地形複雜，上上下下的，我和父親行動都慢，那時好像父親先去買東西，我走地下道到下面，卻再也無力上去，全身無力，就在下面焦急地等著父親，而那天父親也在地下道另一頭等我上去，卻苦等不到我，以為我不知去哪了。當天我也沒帶手機。然後就一老一病，分別困在地下道的上面和下面，當時的心境有點悲傷，對生這種病感到十分悲哀。

後來休息一下，撐著身體一步一步很慢的終於爬上樓梯，爸才看到我，一看就神情大變，他看出我狀況很糟。由於台大要一週才能看診一次，當天父親只能扶著我，困難地搭火車回桃園。此後一星期我都癱軟無力，雖然有去長庚拿藥，但改善有限。直到再下一週，再去台大醫院回診，才幫我把電池調整回來。那一次的經驗讓我在生病多年後，再次感到得到巴金森氏症的無力感，甚至沮喪到想哭。

# 6 屋漏偏逢連夜雨

在青壯年的時代，突然遭逢厄運，得到巴金森氏症，這已經是命運給我很大的打擊了，沒想到，惡運不是只有這樣。就在我生病，同時也面臨事業危機時，家中又出了一件大事——妻子也被病魔纏身。

某一天，老婆告訴我說，她身上長了一顆小小東西，我將此事告訴媽媽，經過媽媽看過後，讓我即刻送妻子去醫院做檢查，我本天真的以為若是身上長了東西，割除就好，誰知檢查結果令我晴天霹靂，無法接受，醫生證實是鼻咽癌二期。

老婆的姐姐在40幾歲時便死於癌症，而我從沒想到癌症也會悄悄地找上了自己最親密的人。惡耗降臨，何等殘酷，幾番掙扎，最後還是面對，我忍痛將壞消息告訴家人及老婆的娘家。隨即請教專業醫生，要配合醫生的治療療程，經過一個多月的化療，老婆瞬間從圓潤變消瘦，沒有了力氣和活力，不得已只能請幫傭來打理三餐，處理家務雜事。每二天，我載老婆去醫院接受化療及檢驗，在這段時間，我自己也在醫院來回跑中搞到身心疲憊，深怕扛不住。夫妻本是同林鳥，大難來時患難與共，夫妻兩人皆為病患，由「病人照顧病人」活生生在現實中演出，癌症不一定會死，但若心死人就沒救了，因此再怎麼苦也要撐過來，我始終抱著樂觀的態度，反過頭來安慰及開導老婆，連哄帶騙的說只要好好配合醫生的療程，乖乖聽話，老天還是會疼憨人，恢復健康是沒問題的，老婆平日過人毅力，總是令我激賞，此刻的她更是展現堅韌魅力，讓我佩服。

自古，福兮，禍之所伏；禍兮，福之所倚。只要有正向的信念，並堅信不移，奇蹟總能出現，經過了一個多月的療程，從開始一個月一次，後來變成三個月至六個月的回診，夫妻同心之下，健康也幸運地回到身上，而截至目前，已改為每六個月定期追蹤。

妻子和我都生重病，各種大小挫折，也紛至沓來，在挫敗中，也學會必須承受，必須再站起來。自從罹患巴金森氏症後，會無預警的跌倒，隨時都會帶來危機及不便，輕者受點小傷，重者會剝奪的性命，這樣不定時的炸彈，也帶來生活的困擾，使我常常跌倒，甚至跌到鼻青臉腫，有一次我煮完竹筍湯後20分鐘，將湯從廚房端到餐桌上時，竟然整鍋湯被我絆倒在地上，幸虧湯的溫度已退了30％，否則變為燙傷，就不得了，為了預防此事件再度發生，現在都不敢再端熱湯，像這種無預警的跌倒，我的家人也非常擔憂。

而還未罹患此病之前，我擔任品管課長及救國團總幹事常常要參加開會及當講師，授課時均字正腔圓，沒想到自罹患此病後，口語不清，常常要表達一件事時無法很順口的表達，也常帶來很多不便的交談，尤其是媽媽年紀大耳朵不靈光，又喜歡打電話找我，常常造成「雞同鴨講」，還有很多親朋好友為了預防聽錯言語，都要求我傳簡訊或上電腦，這樣電話及電腦就成為我不可或缺的溝通工具，為了改善上述缺失，我對重要事情的溝通方式，儘量以簡訊連絡處理。

不過說也奇怪，我不怕爬山，或許是從小生活在海拔800公尺的山上有關係，曾在得病後95年爬苗栗縣獅頭山只花費一小時就走完全程及100年至宜蘭縣草嶺及今年至雲林縣草嶺爬鼎山高峰海拔1166公尺，我都名列前矛，走在最前端，完全不像個罹患巴金森氏症的患者。

也許應驗了那句話：上天在給你關上一扇門的同時，也會為你開啟一扇窗。

# 7 挫折與奮進

人生不如意，十之八九，有誰不會遇到挫折，從高中聯考，未能考上理想中的學校，當兵時未能考上預官，出社會時未能找到適合自己能發揮的職場，人與人之間未能達成共識，就從出社會說起，我雖然讀機械工程科系，但我較喜歡文學創作及參加公益活動，我沒有依照自己意願讀喜歡相關科系，而選擇當初最被看好的機械工程科，出社會到怡發金屬公司上班。

最讓我感到人生有如在澆水一樣，忽冷忽熱的，就是在職場的一段心路歷程。也許付出越多，所受到的打擊也越大吧！當初我能進入公司，是經過一連串的面試及考核，之後勤懇努力，用心耕耘，在品管的專業，對公司有一番的貢獻，在我接品管課長時適逢ISO新的品質管理制度推展期，公司就在董事長授權下順利通過，我也就在此刻成為公司重要核心人物。但卻正就在事業處於巔峰時期，未來發展無可限量的那年，我竟然生病，在人生的路上跌倒了，並且還跌的不輕。

羅患巴金森氏症，我的人生由彩色變成黑白，剛開始會怨天尤人，怎麼會是我？為何是我？初期我瞞著家人四處問神求醫，但還是無法改變我的病情，而來自職場的打擊，在92年那一年，竟然受到當初提攜與賞識我的高級主管對我的醜態事宜的不諒解，當年雖然已經發病，行動不便講話也開始不清楚，但我頭腦仍清晰，做事也仍舊到位，在我的管理下，公司的品管作業仍是屬於高品質。但這位主管，在我生病時，給我的不是鼓勵，卻是重重的打擊，我因為巴金森氏症，在參加會議時，難免在表達上無法流利，這位主管於是百般刁難的說我不是，並經常對我冷嘲熱諷，在我仍在職的最後那段日子裡，讓我感受到很大的壓力。那位主管並精打細算強迫我要在當年12月底前辦理優退離職，這樣可免去該年度的特休及年終獎金發放，這種小人的作風，讓我忿忿不平的離開我上班十九年的公司傷心地，也讓我體會人生現實的一面。

但這世上還是有很多好人貴人的，後來董事長也有特別關照我。其實人總是有感情的，從出社會就在那家公司上班，在品管的領域上，沒有功勞也有苦勞，何必做那麼絕及現實，人有緣總會再相遇。

也要感謝董事長夫人對我一再關心及關懷，在我人生最無力感及悲慘的同時，承蒙我大哥及大嫂的疼惜，要我到他經營的電子公司上班，並在工作之餘，受到救國團各級長官的厚愛，接任救國團八德市團委會會長，在這段時間換工作，我雖然受到重大挫折，但也促使我重新思考如何過日子，就在我投稿中我得到答案，竟然對寫作產生興趣，就從平常投稿的方式，漸進式轉入我的心路歷程，一點一滴用顫抖的手在鍵盤上打字，而成了《用記錄想念我自己》這本書。

# 第三章　從黑白再綻放出色彩

想到我今天還有這個身體，可以吃美食，可以聞著大自然的花香，可以旅行，也可以觸摸土地的潤澤，為此我要感謝上天。

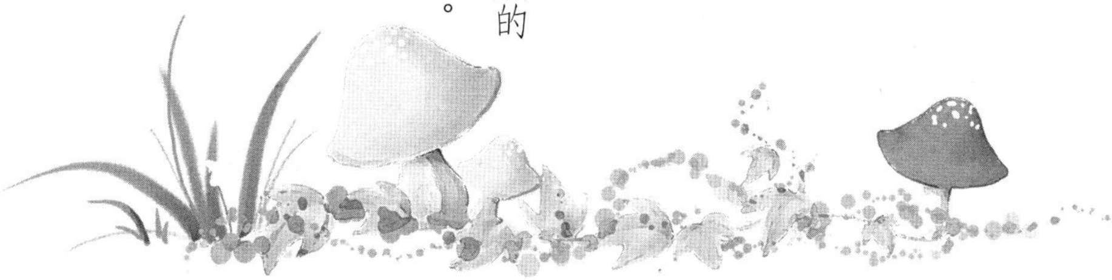

# 1 從疾病體悟生命的教訓

時常看到人們，會「立志」要做什麼事，特別是在新年的時候，很多年輕人會「反省」過去，然後說要立志奮發，「來年」要完成什麼夢想，要如何努力。一百個人中有九十九個，最終都會是虎頭蛇尾，原本說要跑步減肥的，跑個一個月就懶了，原本說要發奮學英文的，逼著自己看一個月的英文影帶，最後又逐漸鬆懈。還有許許多多，說今年起，要「開始」孝順父母，要「開始」善待身邊的人，也總是一頭熱的振奮一陣子，之後又舊病復萌，變回得過且過，回到不懂得珍惜人生的老樣子。

為什麼人會這樣呢？其實很大的一個原因是：「他們總有後悔再重來的機會」，就好像玩電腦遊戲，這一次輸了，重開機再玩就好了。人生立志，也是今年沒成，「明年再說」。

曾經，我或多或少也是這樣的人，因為當人們健康的時候，都不懂得珍惜。如今，上天給一個這麼大的打擊，已經「沒有回頭路」，我不能說這次不算，明天重來，今天心情不好，明天再對家人好一點。我不能了。因為我的病，我再也不能回到從前，這樣的心境，健康人可曾感受得到？

若感受得到，你就知道，你不會再磋跎人生了，你不會再對家人不理不睬了。

這是我何嘉訓用生命的教訓，真心換來的心聲，衷心請各位讀者，用心體會。

現在來說說我生病的心路歷程。

罹患巴金森氏症後的我，從早期走路遲緩、身體僵直、到動作遲緩、步履不穩，容易跌倒，甚至跌得頭破血流，還加上寫字慢慢變小，說話口齒不清，但除了上班外，仍能克服一切的不便。對於寫作，只要有時間，我便努力的寫，不斷的寫，因為我知道，不能再等「以後再說」了，我的人生不能重來了，雖然我的心仍不想放棄，但我的身體卻永遠「回不去了」，趁著還有一點力氣寫，我要更努力的寫。

最慶幸是我的智力並沒有因病退化，而且生性樂觀的我仍能勇敢面對疾病，使生活能儘量維持像個正常人一樣，平日除了寫作之外，我還喜歡唱歌，甚至朋友們還稱我是「歌神」，我能不用看字幕記住一百首以上歌詞，唯一改變的是生病之後，唱歌發音容易口齒不清，這在心理上對我來說還是一大打擊；唱歌總能讓我忘掉憂愁，忘卻疾病的痛楚，當優美的音符串成美麗的弦律，我便能盡情歡唱暢快揮灑出亮麗的生命之歌。

以前身體健康時，常常忽略，甚至沒有看清楚過自己，現在我更認真的對待自己，每天看著我的手腳、看著我的身體，用著慶幸的心，想著還好，今天還可以用我這雙手做事、還可以在電腦前打字；雖然不像以前那麼靈活，但一鍵一音一字，還是可以寫出我的心聲，還是可以透過文字表達我的想法；還是可以打出一篇篇文章，對此我要感謝上天；想到今天我還可以用這雙腿走路，雙腳可以撐著我的身體，雖然緩慢，雖然常常跌倒，但終究可以移動身體到我想到的地方，而不用躺在床上讓人服侍，對此我要感謝上天；想到我今天還有這個身體，可以吃美食，可以聞著大自然的花香，可以旅行也可以觸摸土地的潤澤，為此我要感謝上天。

也許，我感謝的這些，人們都認為理所當然，也不會注意。但人總要等到失去了，才知道原來擁有的東西有多麼珍貴。大部份人也許終其一生都不會得到巴金森氏症，但總可能有其它的病症、意外事件，可能剝奪今天所有、自以為永遠不會失去的健康。所以在來得及前，請珍惜「此時此刻」，因為你大部份的人身體狀況，這一刻可能比下一刻更好，這一刻錯過了，就再也沒有那麼好的身體狀況，這點，請謹記在心。

對於天地的這一切感謝，其實是來自我的家人對我聲聲的呼喚：

因為想起在送進開刀房前，我的心很忐忑不安，想著搞不好這一進去再也見不到家人。當時內心感受，至今記憶猶新，還記得家人給我的祝福話語：

老婆：請好好保重自己，不用怕，我及二個小孩都需要你，你一定要忍受病痛，我會在開刀房出口處迎接你的。

爸爸：我相信你會過了這一關，還有年老的父母親等著你奉養。

媽媽：嘉訓，保重喔，你要聽話，媽媽等你出來。

大哥：現在科技醫學發達，沒問題，大哥支持你，你是最勇敢的鬥士，對自己要有信心。

大嫂：接受醫生建議，開刀能夠改善病情，花再多的錢，也是值得，免拖累二位老人家，嘉訓　加油！

大姐：精神與你同在，我們大家都需要你。

小弟：兄弟多保重，不要有雜念，往好的地方想。

小孩：爸爸我愛你，祝爸爸身體健康早日康復回來教導我們。

雖然是短短幾句話，但在我心深處，已刻骨銘心留在心底。

## 2 人生的彩色要靠自己走出來

巴金森氏症在「過往」是絕症，但總希望醫學昌明的二十一世紀，會有什麼新的研發，甚至一度以為任何疾病都應該有被治癒的可能，醫生卻說凡是罹患巴金森氏症的人「病情會好但不會斷根」，深深地刺痛了我的心。

我不知道同樣的情況，在別人身上是怎樣的，就好像一個人被判終身監禁被關在偏遠的小島上時，有的人從此槁木死灰，坐以待斃；有的人就此認命，選擇在監獄那有限的空間裡，營造自己的暗黑世界。而我選擇的是不斷的嘗試。

雖然事實看似如此，醫師已經宣判我健康的「終身監禁」，但我卻不想就此認命，為求奇蹟出現，我勇於嘗試許多朋友或推銷員介紹的產品或秘方，甚至到處求神問卜，補運改運，只要有一絲治癒的希望，我都不願放棄。要知道，人類從有科技文明到現在，也才短短不到幾百年，甚至在五百年前，人類還以為地球是平的，兩百年前，主要的醫療方法還是靠放血，人們沒聽過細菌這種東西。所以怎麼知道，有哪些是人類科技尚未觸及，但其實有可能是解救的最佳良方呢？

當然，我必須聲明，當有病時，民眾還是要去合格的大醫院診斷，吃有得到許可認證的藥。我的情況因為已是絕症，朝許多現在醫學研究尚未認可的方向去發掘，也不失為一種方法，其實重要的是不放棄的精神，而不是這世上真有什麼靈藥仙丹吧。

生病後，從某種角度來看，最大的收穫之一，是拓寬了我的眼界，以前不會去觸及的許多領域，現在都會去涉獵，雖然百分之九十九點九以上的方法（如果不說百分之百的話），都是沒效的，對今天的病情仍沒改善，並且隨著年紀增長有比較惡化的傾向。但過程就是美麗的，那些推銷員推銷的藥品，在吃過用過後沒有一個可以治癒我的病，但過程中學到許多的新藥知識，例如很多民間傳統的中藥，一些花果樹木擁有特殊的功效等等，其實中間有很多中國古老的智慧。

再比如說：求神問卜，祭解改運，這些你要說是迷信也好，說是病急亂投醫也好，至少，在過程中，我見證了民俗傳統的某種智慧，所謂乩童、師公，八卦紫薇神算等等，你要說他們完全沒有道理嗎？也太過武斷了，能夠傳承了數千年的歷史，一定有他真正的智慧在裡面，也許有幾個素行不良神道夭教，藉機斂財的神棍之外，但某種程度來說，他們實際和西方的心理醫師功能沒有太大差別，都是以神秘力量安慰人心，所以不能因咽廢食，就一竿子否定民間文化傳承的智慧。

至少你可以看到，我真的沒有因患了絕症就自暴自棄，就放棄自己，而我親近朋友們也都知道，我從來沒有因為生病，然後說自己憂鬱症躲起來怨天尤人，更沒有認為自己是病人，有特權，要身邊週遭的人給我什麼特殊禮遇，反而時時我害怕因自己身體的不便，造成對別人的困擾。每天我最大的任務就是，努力去闖開「巴金森氏症」這座牢籠。天可為鑑，為了面對這身的病，去讀了多少本書，去看了多少資料，我去請教了多少的專家，也去嘗試過多少的可能。

命運可以囚籠我的身體，但囚禁不了我的心，我不會認輸。就算在健康的叢林裡迷路，也要不斷去闖，即便找不到解藥，至少欣賞了沿途的美麗。

上天，我真的試了又試，從每一個希望到又另一個失望。最後在束手無策之餘，坐看另一個山頭，再湧現另一個希望，病情也許無法根治，但即便身體承受的苦無邊無際，我也要在這些苦裡，尋求出一條菩提的道路來。是的，身體的病痛或許無解，但這過程心路從承受不了苦，到接受這推不開的苦，到現在已和這病苦和平共處了，坦然接受了生病的苦，心境的轉折應是生病的額外獲得，何況現在科技這麼發達，仍舊相信會有奇蹟在我身上出現的一天。

是的，我相信奇蹟終會發生在我身上。因為我很努力去創造，不管身體的還是心裡的奇蹟。

看山不是山，到看山又是山，如果說我的人生，能夠因此有種種體會，從黑白再變回彩色，那也絕對要感謝這一場病苦。

# 3 巴金森氏病人也要快樂過生活

我經常上網看書，或問朋友求醫問卜，想找出可以讓病情轉好的方法。目前雖沒有找到一個最佳的良方（如果找到了，我可能就變成全世界巴金森氏患者的福音），但至少，有找出許多可以讓病人更快樂的方法。

首先，要給巴金森氏病人第一個建議，也是親身體驗的建議，就是「心情放輕鬆．勇敢走出去」。當然，這不容易，我自己也是試了再試，不斷克服心理障礙才「走」出來的。

因為本身是個性很急的人，並且本來生活是很活躍的，從早忙到晚，閒不下來，白天做品管工作，晚上及假日還去參加社團。這樣的我，在得病後的焦慮，是人們無法理解的。打一個比方，就以現代年輕人最愛的上網來比喻，當從前是用MODEM的時代，網路時常LAG，那時代若在玩線上遊戲，或者上網傳送資料，個性急的人，就會心浮氣燥，看著資料被卡在畫面上，恨不得衝進螢幕裡，把網路撞開，讓道路暢通。那種LAG的感覺，就是我當時「每天」的感覺。

有時身體不由自主的酸痛，因中樞傳導過慢，腳部不聽從指揮，步伐邁不出去，人潮多時更是舉步艱難，要先行排除前面的障礙，時常跨出去後又變成急步前進，像個喝醉酒的人。那種情況，甚至比起電腦上網傳輸不順還糟，電腦傳輸不順，你有時候可以關機重開，或者花錢升級成ADSL或寬頻就好了。但我的情況不能升級。說起來也許覺得誇張，我有時候，走在一條大馬路上，別人五秒鐘可以走斑馬線穿過的路，卻成了我的一道大障礙，乃至我得叫計程車，載我「到對面」。雖急著想邁步，但身體不聽我指揮，我實在無之奈何。

所幸，雖然身體不能讓我很順暢的操控，但至少，我的思路還是清晰的，我不能讓自己走得跟正常人一樣，至少，我讓自己的腦子不要LAG，也讓自己的心情不要「DOWN」機。

就好像醫生告訴我唯一的改善方法就是心情放輕鬆，走路時不要太專注看地上或腳部，這樣就能很快地走出去。

此外，罹患巴金森氏症的人另一個狀況是平衡感不足，只能靠藥物控制病情。在我狀況差或藥效不好時，我不能走路，更不敢騎機車或腳踏車；因怕摔倒產生危險。剛開始開車還好，只是容易疲勞，不能長途開車，速度也不能太快，因此常常後方等不及的車輛破口開罵，心裡雖然不乾著急，但又無可耐何，為了不造成別人的困擾，現在盡量不要開車。在此要勸勸身有重大疾病的人，自己身體上的痛苦是沒有辦法的事，一定不要因為自己的痛苦，也造成照顧的親人或周邊的人的麻煩。一定要了解生病是自己的事，別人沒有義務一定要陪我們痛苦。應該在心理上和生活上盡力自己處理，不要造成別人的困擾。還是那句話，即便生病，身體難以駕馭，但心靈還是可以自由馳騁。

巴金森氏症這種症病是屬於非常棘手，又難於預防的病，隨時隨地都會帶來危機與不便，無法隨心所欲依照你的想法去行動，完全看你的意志力。面對行動不便及說話口齒不清的困擾，造成很多事情無法稱心如意去完成，若一味的自怨自艾自我可憐，無非只是在傷口上灑鹽，加重自己的痛苦罷了。

一般來說，舉凡罹患巴金森氏症的患者，除了定期吃藥及適切的運動外，最好在居家環境中裝設扶手及必要之防範設施，出外時要有家人或親友陪伴，必要時使用拐伎、助行器或輪椅，以預防跌倒之情況，走路時要全神貫注，不可過於急躁。由於行動不便，大部份患者會失去工作，且無法擔任較粗重的工作，嚴重者更無法從事任何工作，病痛的侵蝕讓患者身心長期飽受煎熬外，往往還擔心慢慢地會被社會所遺棄。

罹患巴金森氏症的人在剛開始不舒服，會選擇自我封閉起來，當動作遲緩及姿勢平衡功能失效，或說話遲鈍而造成社交生活圈縮減，常常會自嘆，為什麼別人可以，我就不行，內心一旦無法釋懷，就會認為自己是一個廢人，不想見人，不願與外界接觸，深怕會被取笑。

但日子終究得過，難過是一天，快樂也是一天，只要活著就該堅持不再怨天尤人，並要克服困難勇往直前，雖然無法站在顛峰，至少要有尊嚴的活著。

## 這就是我，原來的我，以及新生的我

生病後，我的人生有沒有不一樣，當然會有不一樣，但也保有原來的我。身體上的種種病症，我多了很多不方便，導致我的各種生活作息不一樣了，也因為很多事不能做，影響工作，這也改變了職涯，讓我的人生被迫不一樣。但，還是有和原來一樣的部份，我還是原來那個何嘉訓，依然熱愛我的人生，熱愛我的家人，我也依然熱愛服務人群，熱愛原本屬於何嘉訓這個人的種種特質和他的喜怒哀樂。

當然，在別人眼中的我，是不一樣了。這點我無法改變，只希望他們眼中的我，不一樣的只有行動不便，但本質上的我還是他們認識的何嘉訓。

說起現在的我，我有一個綽號叫做拐杖，不知情的人，會以為我是生病後，別人看我撐拐杖才惡意地幫我取這樣的綽號，其實，那誤會大了，我被稱為拐杖是早在我生病前很久前的事，起因是一種同事間的玩笑，當時我是健康的人，所以那綽號絕沒有人身攻擊的意思。相信那些本來叫我拐杖的人，現在看到我真的必須撐拐杖走路，反而會不敢叫我拐杖吧！

就來說拐杖這綽號的由來，民國78年，我與老婆結婚，生下二個兒子。那段時間適逢公司推展ISO新的品質保證管理制度，我為力求表現，加上責任心的驅使（或許每天想的多是如何推展）把相關文件及條文背得滾瓜爛熟。

公司從原先一無所有，到建立好一套完整品質管理手冊，其相關程序作業甚為繁瑣，當認證單位稽核時，要能很快拿出相關文件來對應執行與追蹤結果之記錄。我當初還代表認證通過單位，去台北某稽核單位擔任講師授課。並在稽核大陸工廠品質管理保證制度認可前一個月駐廠。當大陸稽核員問到某課長相關程序時，該課長竟然無法答出及找出該份文件，站在旁邊陪伴稽核的我，就暗示課長在文件作業章節裡面有關描述；稽核員就稱呼我為（拐杖），當時的意思係指，在對方碰到困難時，我變成他們的救星，可以「扶一把」的意思，原意雖是玩笑，但是是偏向正面的意思，是稱讚我可以讓他們倚靠的意思。

這就是命運嗎？當初一句玩笑的言語，難道竟成真為我健康日漸衰微的徵兆嗎？我堅決不相信，我不向命運低頭，我要勇敢走出去。

101年底的那一天，我原本帶著愉悅的心情至醫院確認耗用電量，經過醫師檢視電量，之後手卻感覺到痲痲的，當下感到非常不舒服，走至掛號區後就無法行走了，勉勉強強走出到了火車站，連上下火車這麼簡單的動作都無法出力，只能由爸爸及熱心的路人抬我上下火車，當晚吃完藥後，連續八天皆精神不振，翻身行動緩慢，無法行走，穿脫衣服，洗澡，吃飯皆需要他人幫忙協助，嚴重時像個「冰凍人」，只能不知所措地呆在床上，等到第八天再度回診，醫師會同儀器公司專業經理檢視後，發覺電壓數據跑掉了，待重新調回及服用新藥，感覺便舒服多了。

那種狀況，一般人難以想像，原本走路不方便，痛苦是痛苦，但至少可以撐著枴杖一步一步走，但若變成冰凍人，那就完全不一樣，不只手腳施力不方便，而是全身都無力非常不方便；不只自己做任何事都不方便，也帶給身邊週遭人不方便，這點是我無法忍受的。我一個人苦就夠了，我可不想再拖累家人。

為了防止諸如此類狀況再度發生，家人在病患者醫師的門診時間時，需要詳實記載，包括病人什麼時候發病，什麼時候接受深腦神經刺激術開刀或視下丘燒與換蓄電池之年月日，也包含日常吃藥記錄情況及調整參數等等…，以利追蹤與預防。

# 4 不受病痛的纏身，積極參與面對

即使已經得病，即使命運已經給我的健康判了終身禁錮的刑罰。但我還是要勇敢站起來，這不是說說而已。我何嘉訓本來是個行動派，生病前是行動派，生病後，我仍然還是行動派。

病疼纏身期間，還積極推動團務工作：我病況嚴重的那段期間，剛巧接任救國團八德市團委會會長，原想在開刀前辭掉會長職務，但一想到會長交接當日我說過的話及看到委員群擁護與義工們的支持，更加驅使我更認真去推展團務工作，期許自己要好好努力的去扮演會長的角色。

新卸任會長當日，各級長官及義工們的讚美與肯定，讓我深感榮耀與喜悅。俗話說：「要贏得肯定，須先付出代價」，掌聲的背後必有，不為人知的辛酸，真是一點都沒錯。救國團義工生涯是如此的甜美，雖然已聘請成諮詢委員，但只要知道那裡有辦活動或開會，我就會主動前往，每次抱著「盡我心、盡我力」的心境參與，雖然有如風中殘燭了，但每到活動會場，看到義工好夥伴們「嘉訓會長！加油！加油！」熱情的問候及關心，心中就產生一股暖流。

人家是「活得越久，領得錢越多」，我們是「活得越久，花的錢越多」，這樣舉例聽起來很無奈，因為我們的疾病被認定為暫時不會死。我們每天要受病痛煎熬，像似活殭屍，痛苦的情況絕不亞於其他任何疾病，我們無意否定其他疾病受到健保的照料及保護，但同樣是繳健保費，此種疾病卻無法得到健保的更多保障。韓國、日本及美國早已針對此一病症實施多年的政府補助，以讓患者獲得更多醫療補助，希望政府能傾聽社會這些無助者的微弱聲音，公平的對待每一病患，讓社會資源充份的運用給社會上真正需要的人。

在救國團這個溫馨的團體裡，我願無怨無悔付出。更希望我的毅力能讓我的生命持續發光，讓我繼續為團務，為青年服務的工作盡更多力量。我雖無法決定生命的長度，但憑我的意志，我堅信可以決定它的深度！

這十多年來，我受到病情的折磨，身為肢體障礙的我，受盡折磨，但我相信依照目前的醫學，對此疾病已有相當了解，藥物治療也相當滿意，新藥物陸續出現，方法日新月異，只要下定決心從心出發，便能夠重建人生，迎接美麗世界。

我想成立巴金森氏症狀的免費諮詢信箱：這些年來有不少同類病友，透過朋友或電腦網路，諮詢於我有關罹患巴金森氏症之醫療常識「包含病人的心態，年齡，認知及是否適合開刀與有關身障人士福利之申請案件」，我都非常樂意協助同類病友，以過來人的身份去告知他的家人或朋友。確定得到此症狀，為了節省醫療開銷要先即時辦理身障手冊，再由他們細述病人的狀況及心態，經過分析，由他們自己判斷病人的後續處理狀況，我已經遇到10件左右這種諮詢案件。

另一件想做的事，積極寫作創新：雖然現在我寫的文字無法感動人，但在有生之年，我會積極投入寫作，並將《用記錄想念我自己》如前周主任逸衡所述身處逆境的我仍樂觀以對，更進而以奉獻服務代替自憐自傷的人，用文字留下經驗，希望激勵更多在逆境中的人。

白雲未必只在天，低頭有時亦可見；我個人對人生觀的看法：生命可以像「小說」，不在它活的「長」及活的「久」，而在它活的「精彩」及活的「充實」與活的「有價值」，我們活著的每一天都是神的恩賜！只要我還能睜開眼睛，我都要專心於這新的一天。並想著我這一生的快樂時光，我也能有不同選擇！我能選擇終日躺著，數著身上器官，唉！有好多已不靈光！我也能站起身來，感謝上蒼！我身上的器官，竟然還有那麼多，依舊是蠻管用的！

我想做一把照亮別人的小蠟燭：希望借由我的故事能帶給大家一點點啟示與激勵，小蠟燭的光只有一點點，但在黑幕中這一點點的光想給同樣身陷痛苦中的人，照亮彼此的道路，期盼能繼續以顫抖的手牽著大家為公益奔波，雖然走著歪歪斜斜路，依舊想帶領著義工們為社會服務，口齒不清依然能唱出亮麗的生命詩歌，何嘉訓，加油！

# 第四章　即便顫抖，也要揮灑出人生的美麗

上天給我一天二十四小時，實在太少了，因為我想做的事太多了……

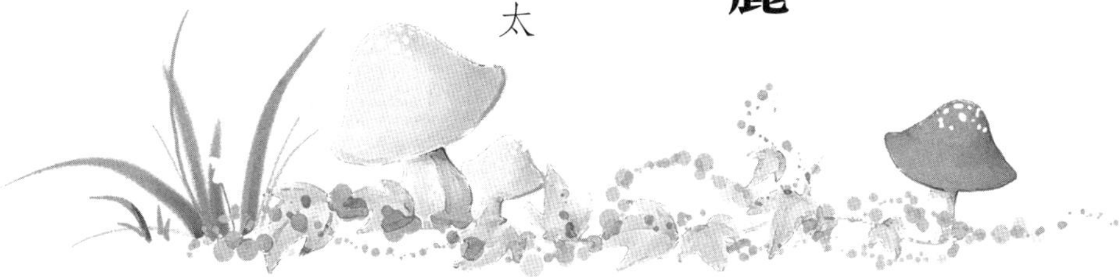

# 1 開始加入救國團

如果要將我的人生分成兩部份，一般人一定以為我會說是分成生病前以及生病後，但其實不是，我把人生分成兩部份，一部份是事業和家庭，一部份是公益和服務。

可能我是一個閒不來的人，覺得上天給我一天二十四小時，實在太少了，因為我想做的事太多了。服務人群是我從小就有的志願，當看到別人因為我的努力而感到快樂，這就是我最大的欣慰。所以當許多人，把白天的工作完成後，晚上用來花天酒地，那是我不能理解的。另外有許多人，則利用晚上及休假時間，去兼差想要賺更多的錢，這不予置評，只要不是去為惡，人人有各自的自由。而我則將我的晚上及假日，用來做服務。這樣的我，一方面可以將我的專業分享給更多的人，幫人做一點事，一方面也讓我這閒不下的個性有個發揮的空間。

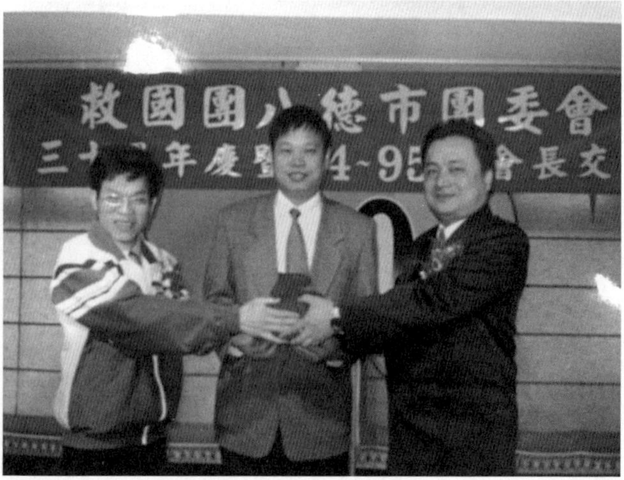


◆ 薪傳:94~95年新卸任會長交接

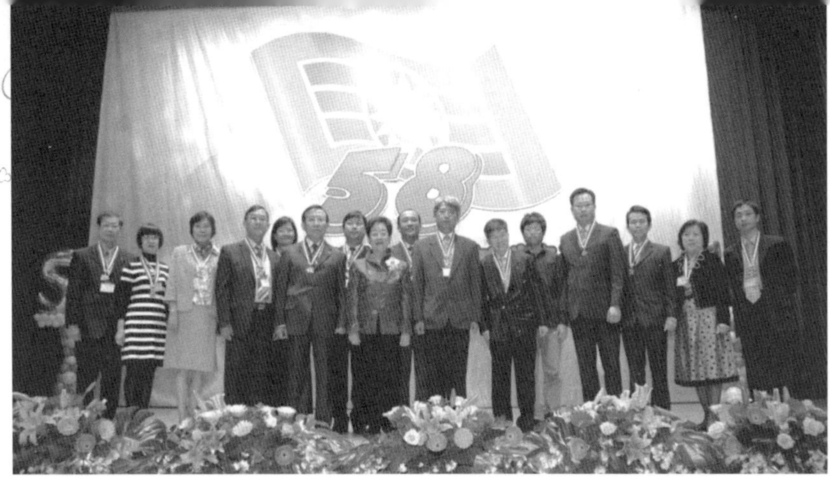

◆ 救國團表揚58週年慶各縣市代表至總團部授獎人員

事情的機緣始於民國八十三年，那一年我三十三歲，尚未發病，正在為公司的品管制度投入。由於當時的公司，是個很重視員工福利，常舉辦員工聚會、員工郊遊等活動。因此，就在公司聯誼活動的機會，和救國團有了第一次接觸。辦活動的性質是這樣的，基本上這絕不是以獲利為導向的工作，公司不會因為幫忙辦活動就給你加薪，而救國團也不是因為要來賺錢而來舉辦活動。簡單說，就是以「服務」為核心的一個活動。在那樣的聚會裡，一股熱忱的我，被公司推舉出來當福委會總幹事，原本就是以服務為宗旨的救國團一交會，就產生了火花。

在八十三年那次活動中，當時的救國團八德市團委會總幹事，對我十分錯愛，以為我有兩大天份，第一，他以為我有為人服務的熱忱，第二，他以為我有辦活動的「天份」，所謂專長，就是三個：會講話會搞笑、會組織能夠領導，以及有創意有想法。

那一次活動的細節，其實我忘了，畢竟，我本身就是帶點雞婆的個性，公司每次有活動或聚會，我本就是那個出來帶頭搞笑，帶頭幫大家記錄，或分組時當啦啦隊長角色那個人。那一次的活動，也就是熱熱鬧鬧，賓主盡歡，不論老闆和員工都歡樂一堂。我已忘了當天說過什麼話，或出來主持時講過什麼話，總之，那天我的表現，應該還可以吧！因為總幹事注意到我了，特別來找我，問我要不要試試看，參與救國團的活動，為人群服務。

當下的感覺，其實我既欣喜又困惑。說欣喜，因為我的表現得到肯定，讓救國團的人主動來找我；說困惑，畢竟這是我以前沒有涉獵過的領域，並且實在說，在忙碌的工作之餘，還要投入到另一個也是很忙碌的領域，我並不確定可不可以勝任。

初始的時候，在八十三、八十四兩年，我先試著去參加救國團的活動，了解他們的活動模式。也帶著我的妻子兒子參與，看看他們可否接受我參加這類活動。感謝我的妻子，她支持我投入服務人群的工作，也感謝救國團，給我很多機會，讓我參與他們的各類活動，並經常和我溝通，分享救國團的理念，以及他們的經驗。

在初步評估過，我的個性以及興趣，都適合救國團活動後，終於在八十四年正式加入八德市團委會，從擔任基層的工作人員做起。從此開啟了我另一個層面的人生。

## 2 社團活動，服務歲月

說我們是傻子也可以，說我們浪漫得無可救藥也罷。但世界上就是有我們這樣的人，願意在沒有報酬，且多半時候還要倒貼金錢，更別說付出許多額外心力及時間的情況下，去做種種吃力不討好的服務。

我知道，像慈濟人，像獅子會扶輪社等，許多公益團體都是這樣。我們不敢說和他們這樣的社團相比，畢竟，我們經濟資源也沒他們那麼雄厚，做的事業遠遠和他們不能比。但就以我們救國團八德市團委會來說，我們麻雀雖小，五臟俱全，每年投入鄉里，規畫許多活動，鼓勵社會善良正面的風氣，也幫助許多家庭找回歡樂的聲音。

從民國八十四年加入救國團後，或許因為投

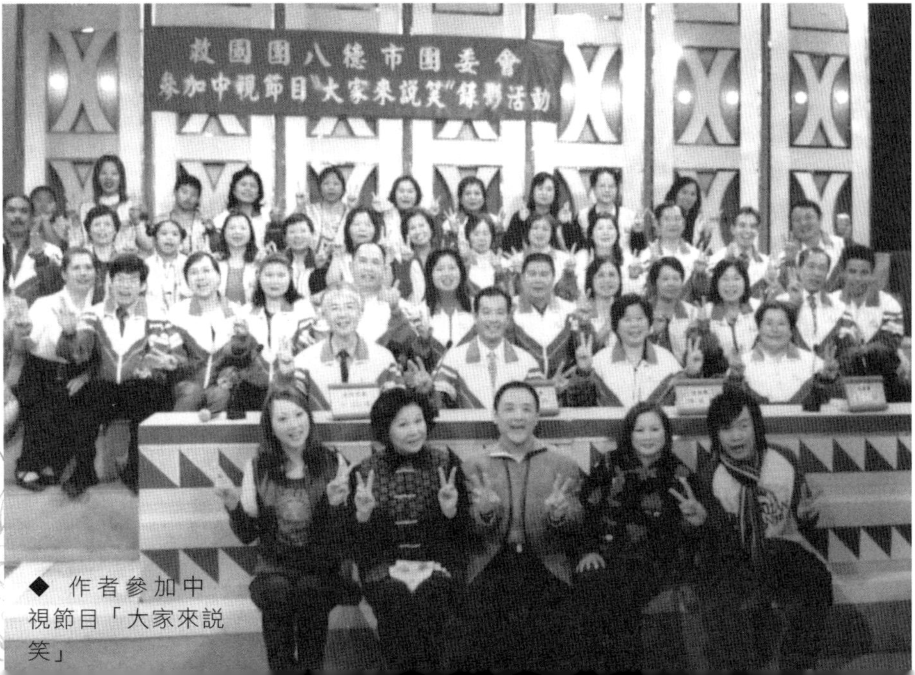


◆ 作者參加中視節目「大家來説笑」

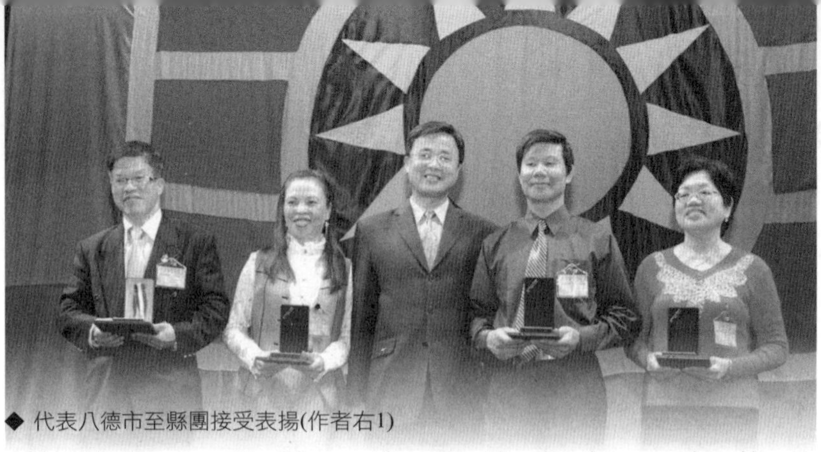

◆ 代表八德市至縣團接受表揚(作者右1)

入且口才及企畫能力得到大家的認同，所以榮幸地從八十五年起，開始擔任起社團幹部，八十五年先接任組長。八十七年接任總幹事，九十一年接任副會長，到九十三年時我升任為八德市團委會會長。

特別要說明的是，在民國八十八年診斷出得巴金森氏症，彼時榮任社團的總幹事，雖然生病，為了對得起工作，我仍然忙進忙出，實地參與規畫並執行許許多多的任務，即便開始時有些行動遲緩以及講話不清等症狀，但社團人員並不會排斥我，反而給我很多鼓舞打氣，之後讓我接任副會長，甚至最後當上會長，擔任會長時期，正是我發病後第五年，但後來症狀加劇，最後不得不進醫院手術開刀，身上裝了電池成了「鋼鐵人」；同時在那一段時期，我的妻子也診斷出得了癌症，在那個種種磨難紛至沓來，社團工作雖忙碌，但團裡的人溫暖的人情味，也慰藉了我那段黑暗的日子，真心感謝他們。

說起救國團的活動，一般人印象中，可能記得的是在校時，大專青年暑期救國團活動，或者在各縣市有救國團的分部，當要外出旅遊時，是個便宜又舒適的選擇。但大家一定不知道，其實救國團，不只是育樂性質的為「青年」服務，在各鄉鎮市的分部，其實就等於在地方的一個

◆ 模範父親代表與作者右1及孫大千立委合照

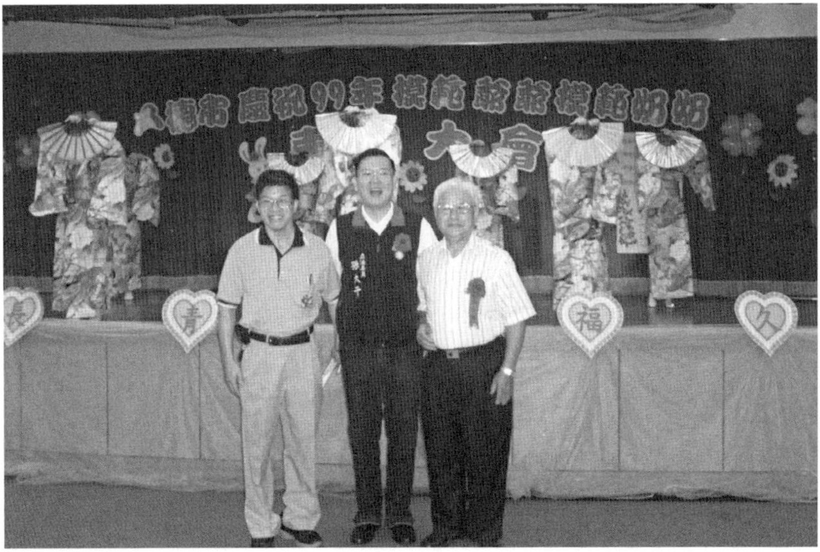


服務志工團隊，我們會去關懷社區鄰里，也會主動做為橋樑，幫政府和民間做溝通。

救國團平常的活動，主要有三大類。第一，就是主動舉辦活動，邀請鄰里來參與，例如父親節的時候舉辦社區聚會，促進鄰里關係，加強人間溫暖。第二，就是我們會承接總部或政府委託的活動，也經常要去支援其它分會的活動，例如救國團桃園縣團委會舉辦的一個全桃園的活動，我們八德市團委會，就會派人支援整個活動。第三，就是主動承接私人企業的活動，以這個角度來看，我們就類似民間的公關活動公司，我們有人才有活動經驗，要主動提案，去爭取舉辦這類活動，好比說爭取企業舉辦的家庭假日休閒活動（也就是員工聯誼運動會）等等。

必須要說，救國團的地方分會，是以服

務為主，平常的經費並不多，我們平常工作時，很多費用都要自己墊錢，更別說付出的時間精力，也並不支領任何報酬，連車馬費都無。但辦活動總要經費啊！就算人力不用錢，其它準備設備場地安排等，還是需要錢，總不能都叫志工出錢。這怎麼辦呢？身為會長的我。就必須設法開源。所謂開源，就是類似我上面提到的，主動去爭取提案。好比說參與企業活動競標案，企業要辦活動，一定會有經費，我們就會去爭取。另外，就是透過公益活動爭取贊助，當然這些贊助金不會流入私人口袋，一定都是做為活動經費，用來服務人群。

我從基層的服務人員後來當到會長，不謙虛地說，還是有兩把刷子的。

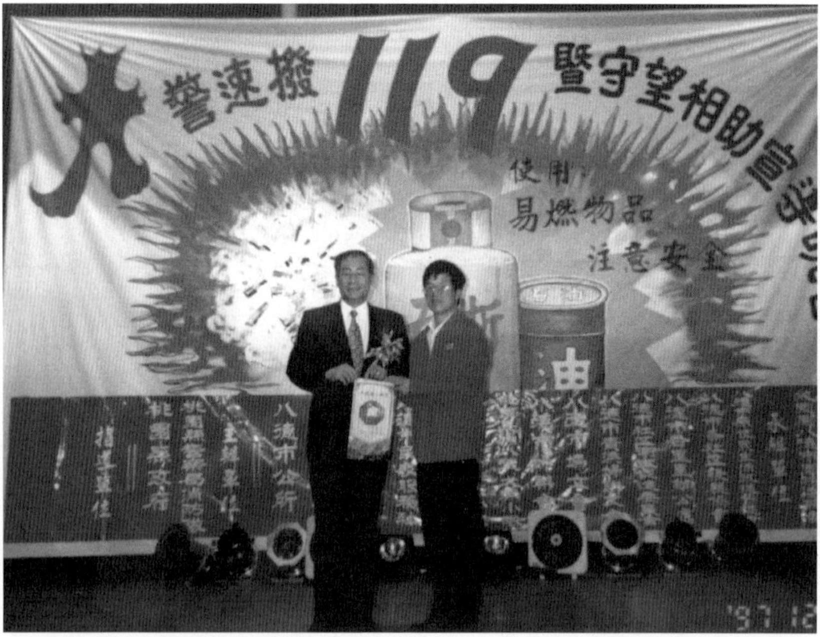


◆ 市公所委託本會辦理119宣導晚會

這裡指的當然不是說我很會升官，救國團只是個服務機構，沒什麼好爭要升官的。這裡指的是三大功力：

第一、企畫能力，這表現在許多方面，首先要有不平常有點子，要有創意，再者，要將創意化成文字，寫出企畫案，並且還要親自提案和業主簡報，這樣才有機會爭取到案子。

第二、要執行力。要辦活動絕不是簡單的事，一個活動的落實，有很多的環節，要和不同的人溝通，有的人要布置場地，有的人接待貴賓。從活動流程設計，到現場的清潔善後等各個環節，都要有人總控，分派調度，掌握狀況，從我當總幹事到會長期間，所舉辦的活動，不敢說是經典，但至少也中規中矩，獲得業主的讚同。

第三、財務規畫功力：前面說過，救國團活動的執行需要經費，在預算有限下，如何生財，這是個學問，需要夠強的業務能力，也必須具備誠意及熱心毅力。在我當會長期間，不但為社團爭取到足夠的經費，甚至還創造財務新紀錄。讓我們辦活動時，比較不用有後顧之憂。

為救國團奔忙多年，即使生了巴金森氏症後也沒中斷。到了民國九十四年後，由於社團工作需要傳承，我把棒子交給新一代的人，自己改擔任諮詢委員，但我也持續關心社

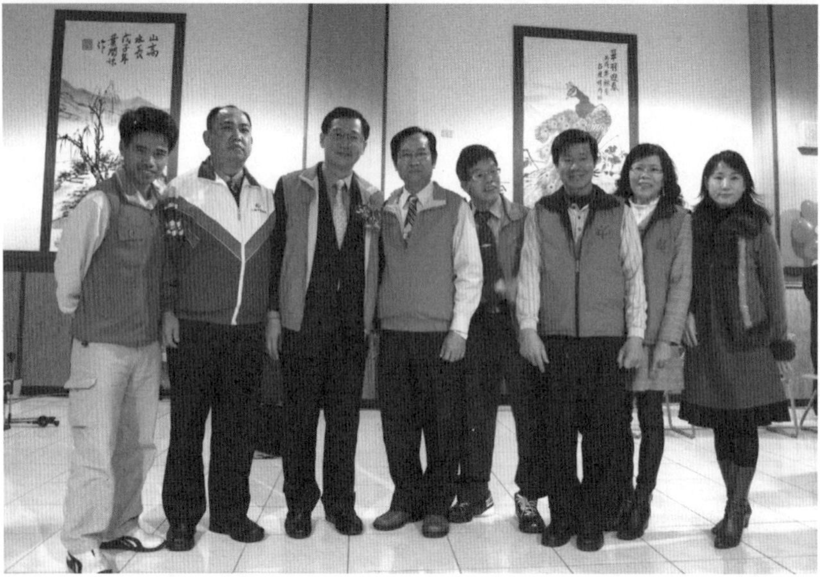

◆ 救國團八德`市幹部與桃園縣長吳志揚合照

團的營運。經常提出新的點子。即便現在的我，行動非常不便，再也無法如當年一般在台上意氣風發，但內心裡服務的熱忱仍在，只要活著一天，都願貢獻出我的心力。

其實救國團的服務工作，需要很多人的參與，要有很多人一起齊心付出，我很高興曾經有機會貢獻所長。民國九十九年，很榮幸受頒三等勞績獎章，那一年我在救國團服務滿十五年，能夠得到三等勞績獎章，真的是種極高的榮譽。主要除了服務十五年的付出外，上級主要是獎勵我帶領八德團委會轉型，另，在任時期推動會員未婚聯誼，在民國九十三年首次讓團委會爭取到公所的模範父親表揚大會承辦資格，讓團委會走入社會，不再封閉。

就如同我在接受表揚時所說的一句話：「有一分熱，發一分光」

這種為人服務想法，與朋友們共勉。

# 3 經驗分享，那段服務的記憶

舉辦活動，來自於經驗，也來自熱誠。這裡分享我辦活動的經驗。以承接企業的員工運動大會活動為例，我的作法如下：

1. 接洽活動前，應先確認活動的主題及內容，再召開工作幹部會議，指派活動承辦人去統籌規劃。
2. 再由活動承辦人提出初步計劃書（內容包括：活動主題，時間，地點，活動項目及預算表）在接洽對方承辦業務人員確認。
3. 確認完成後勘查場地確認時間正式提出公文及活動計劃書簽核，其內容：要簡明握要明確，必要時簽訂雙方協議書，並確認發票或收據統編及抬頭。
4. 經過雙方簽署確認後，召開工作幹部會議，依活動規模大小排定工作職掌：大會總幹事，公關組，司儀組，報到組，場地組，活動組，總務組，財務組，獎品組，交管組及機動組等決議後再由各組負責人分頭進行活動前各相關事宜的執行與追蹤，再視活動需求召開臨時會議。
5. 活動前確認：活動承辦人可視活動規模大小接洽相關流程及手冊製作，在活動前三天應召集相關工作人員開會確認活動前各項事務及道具之準備是否完整與當日活動相關事宜講解並發新聞稿。

6. 活動中應注意團隊精神及各項流程掌控。

7. 最後，要體認，凡走過的足跡，必留下永遠的回憶，要在心裡由衷感激所有參與人員的相挺，其也包含各大記者協助媒體報導，當然更不忘感謝所有支持及愛護活動的委員，總幹事，各組組長及義工夥伴們參與付出。最後發言，期盼未來的日子大家秉持「歡喜做，甘願受」的精神，以締造更美好的佳績。

以下也附上活動企畫書範本

## 九十三年度員工運動大會暨趣味競賽聯誼活動企劃書（範本一）

一、活動目的：提倡正當休閒育樂活動，促進勞資雙方互動及和諧。

二、主辦單位：XX（股）公司，XX（股）公司職工福利委員會。

三、承辦單位：救國團八德市團委會。

四、活動時間：XX年XX月XX日（星期X）09：00~16：30。

五、活動地點：XXXXXX-XXXXXXX。

六、參加人員：XX公司員工及其眷屬。

七、參加方式：

（一）團體競賽項目需事前依規定人數報名，闖關遊戲依闖關卡規定闖關。

（二）參加團體競賽應於賽前20分鐘，由領隊帶領隊員至檢錄組報到。

八、活動內容：

（一）競賽項目：九項（大隊接力、拔河、躲避球、天公保佑、雙龍搶珠……趣味化妝接力等九項）

（二）趣味遊戲：六項（投籃高手、我愛GOLF…神奇四巧板等六項）

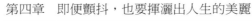

九、報名方式

（一）報名時間：即日起至XX月XX日截止報名。

（二）報名地點：公司職工福利委員會總幹事。

十、獎勵方式：

（一）團體競賽總錦標取前三名，頒發獎金與獎盃，精神總錦標取一名，頒發獎金，各單項成績取前三名，頒發獎金與錦旗。

（二）趣味遊戲已闖關成功者，送一份精美禮品。

十一、活動預算：

本活動所需經費為新台幣X拾X萬X仟元整（略），由主辦單位支出。

十二、本辦法為初稿，待簽核確認後在補上活動內容之說明。

## 合約書（範本二）

救國團八德市團委會（以下簡稱甲方）向XXXX股份有限公司（以下簡稱乙方）承辦93年度員工運動大會暨趣味競賽聯誼活動，茲經雙方同意簽訂合約條文如下：

一、活動時間：XX年XX月XX日（星期X）09：00~16：30

二、活動地點：XXXXX-XXXXXX。

三、參加人員：XXXX公司員工及其眷屬

（一）競賽項目：九項（大隊接力、拔河、躲避球、天公保佑、雙龍搶珠……趣味化妝接力等九項）

（二）趣味遊戲：六項（投籃高手，我愛GOLF…神奇四巧板等六項）

（三）甲方負責人員支援及裁判支援及獎盃與錦旗製作，場地租借（含佈置、音響、帳篷），競賽及闖關道具，闖關精美禮品採購，活動手冊之製作，礦泉水及活動照片之拍攝。

（四）乙方負責以上未列之其他項目：

（五）相關執行企劃案（參照範本一）

五、付款方式：

（一）經費概算：新台幣X拾X萬X仟元（略）

（二）本合約經雙方簽訂後，乙方先付訂金新台幣x萬元，待活動當日再付新台幣x萬元。

（三）甲方應再活動後三星期內提出開支明細及收據送至乙方審查，抬頭開立：XXXX股份有限公司職工福利委員會。

六、有效期限：即日起至XX年XX月XX日止

甲方代表：　　　　　　乙方代表：

職　稱：　　　　　　　職　稱：

身分證字號：　　　　　身分證字號：

# 4 社團活動的點點滴滴

一直到今天，我抱著一日救國團，終身救國團，一人救國團，全家救國團，回憶我擔任社團幹部的那段十年的歲月，辦了很多的活動，留下很多溫馨感人的生活片段。

在參與及主辦的許多活動中，我印象最深刻的一個是「愛的連線」未婚聯誼活動。我是在民國八十四年加入救國團的，而這項由桃園縣政府主辦，救國團來執行的未婚連誼活動，從八十二年開始，年年舉行。為無數的有情男女，譜出戀情，締結良緣。

說起這個活動的緣起，是一系列的適婚年齡「熱情派對」活動，以及兩性互動探索的「青春派對」活動，在最早舉辦的時候，連續一年的時間，每個月都舉辦兩梯次的活動，而每梯次都客滿。證明這活動很受到歡迎。這也造就了後來的「愛的連

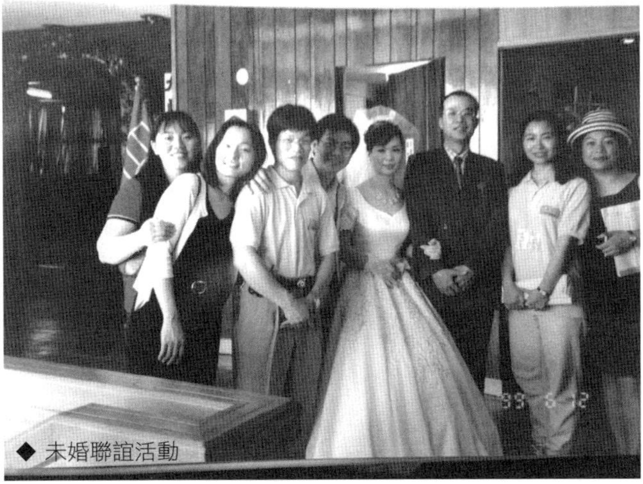

◆ 未婚聯誼活動

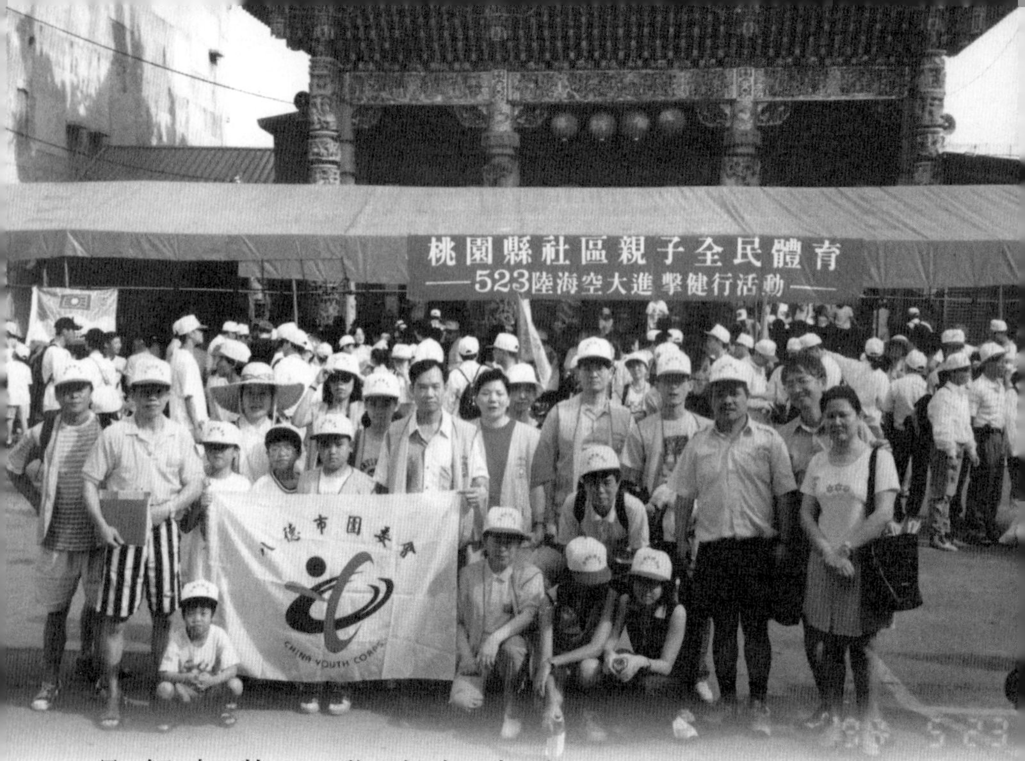


線」活動。當時的靈魂人物是游玉環小姐，她是活動的主策畫人，在她的策畫下年年舉辦。我從八十四年加入救國團，之後擔任幹部，到民國八十八時擔任總幹事，這段期間，我和她一起主辦活動，有很多有趣的回憶。

愛的連線活動年年在不同地方舉辦，也有不同的特色，像民國八十三是在救國團復興山莊舉辦，特色是趣味團康；八十四年在救國團金山青年活動中心舉辦，特色是男女洗溫泉；八十五年至八十七年都是在石門勞工育樂中心舉辦，彼時就已經有拋繡球、舞蹈聯誼、婚紗反串秀等活動。

那個婚紗反串秀就是來自我及當時的「愛的特派史」副總幹事的點子，自活動推出後，佳評如潮，因為反串帶來的笑果十足，輕易地就可化解原本陌生男女間的隔閡，讓他們更加來電。而且很特別的，是我帶領著全體義工朋友們，人人犧牲色相，精心設計的「反串婚紗秀」，是至今每每回憶起來還會會心一笑的記憶。我還清楚記得當年，男義工們故意打扮得花枝招展，走路故意款擺腰枝，故作嫵媚狀。帶給現場如雷的掌聲與笑聲，那笑聲還迴盪在我腦海，見證著難忘的救國團生涯。

而在我擔任會長的那兩年也有很多特別的回憶。救國團早年已承辦假日活動居多，後來轉型投入社區總體營造，以服務社區活動為主。會員們經常會去探望孤苦無依的老人，送上罐頭、乾糧等慰助品。也常為老人舉辦慶生或和表演活動。

但不只服務老年，我們也承接活力十足的活動，像民國九十三年我擔任會長時，承接了台灣晶技公司的運動會活動，成功帶動600名員工與眷屬投入活動，內容有躲壁球大賽、拔河比賽、還有很多搞創意的活動，許多都是來自我及總幹事的點子，當時我是救國團裡知名的點子王，常會想出一些趣味的遊戲。在運動會那天，還有限時模特兒裝飾化妝接力、用鞋子執茭的「拜土地公」等，充滿了歡喜趣味。

記憶中的其它活動，還有淨山活動，在我當會長那年，結合了嘉義同鄉會，到石門水庫溪洲山辦理社會公益淨山活動及親子團康遊戲。

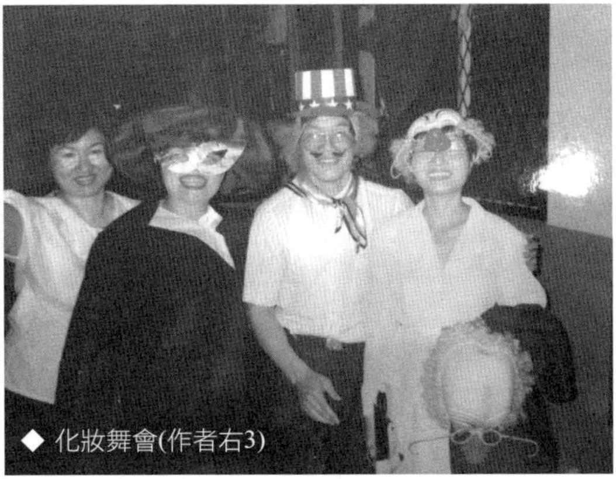

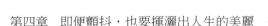

◆ 化妝舞會(作者右3)

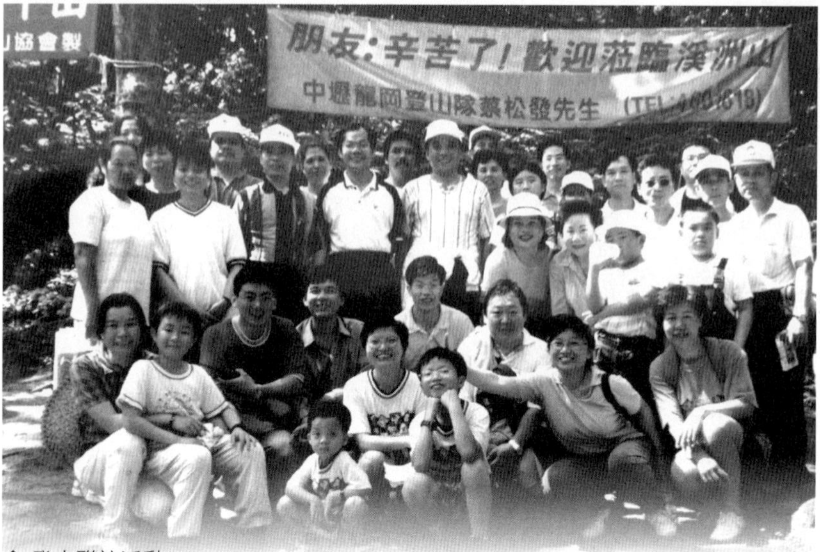
朋友:辛苦了!歡迎蒞臨溪洲山
中壢龍岡登山隊蔡松發先生

◆ 登山聯誼活動

我當會長的時代，辦的活動還有父親節晚會、志工研習營、消防常識宣導活動大湳形象商圈晚會活動等等。另外也和市公所結合，宣導暑期生活安全及用水玩火需知及八德市大和里舉辦中秋晚會，最後在卸任會長之前，組隊參加「中視節目，大家來說笑」錄影活動，並辦理30週年慶及會長新卸任交接典禮，除了表揚頒發滿10年以上資深義工與邀請歷屆會長及總幹事見證歷史這一刻，共同為功勳而記載於交接特刊上。

而今雖因不良於行，不方便第一線執行需整天操忙的各類救國團活動，但曾經參與的那些點點滴滴，將永遠伴隨著我。

不敢說我幫助過很多人，但至少在社團付出的那段歲月，帶給許多人美好的回憶。尤其在交接典禮上，受到各級長官的肯定及勉勵，真的感到，與有榮焉。

祈願所有有緣相聚的人，健康快樂。

# 第五章　展望以及生命願景

所謂公益，對我來說，就是服務及造福人群。

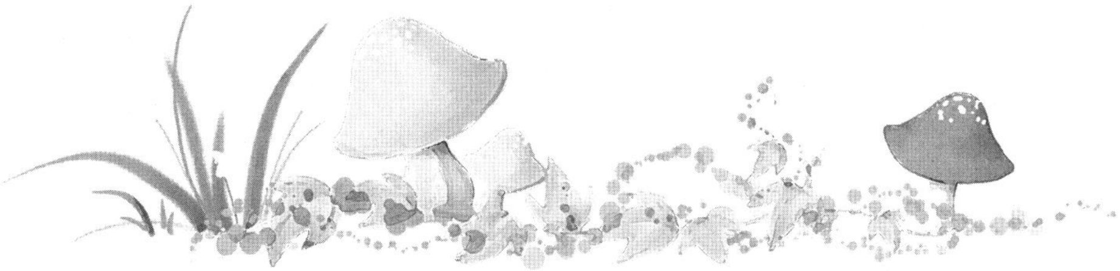

## 1 投身公益，盡力為人服務

公益事業，其實是我從青壯年時代就開始參予的事業。那個年代還沒有發病，所謂公益，對我來說，就是服務及造福人群。當然也是因為我本身個性比較積極的關係，所以三十幾歲的時候開始投入青年救國團活動。以不支領報酬的方式提供服務。在救國團的本身的服務工作中，有許多都是針對弱勢族群辦的愛心活動，包括老人院，榮民之家，身障者，低能兒的服務，從97年救國團全力投入無障礙廁所的調查與彙整全台超過2000個無障礙廁所，自98年起每年持續不斷在各縣市團委會，

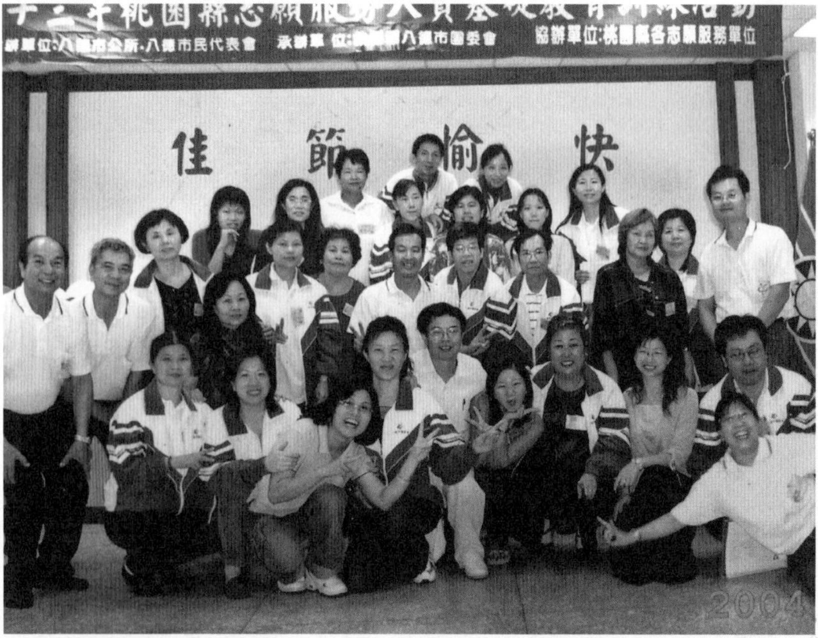


◆ 基礎與特殊訓練上課留影

配合政府政策辦理免費身障者旅遊踏青等愛心活動，在桃園縣已持續辦四次，我每次多有參加，並將每次活動行程詳述記載後，投稿於救國團總團部團務通訊上，經過四次刊登文章後，均納入公益文教服務之特別報導外。也帶給這些弱勢者非常高興。

但當後來不幸得到巴金森氏症候，自己成為身障人士，變成弱勢族群的一員，本身在生活中就碰到許多的難關。另外也因為角色變換後的同理心，也開始以身障者的角度來看世界，許多以前沒有發現的事，一一都更了解了，甚至和身障沒直接關係的生活大小事，若有可以為弱勢爭取的地方，我也會盡一份力。

別的不說，就拿我前公司對面有一個公園來說，公園旁邊就有一排車位，由於這棟大樓裡有許多的上班族，他們多半是騎機車一族，相對來說，開車的人雖也很多，但因為在公司週遭有許多的停車位，也包含地下停車場等等，所以情況是，我們公司對面那一整排車位，原本都是畫成汽車格，大部分時候都空在那裡，沒被使用到，但相對地機車騎士，反而沒停車位，機車騎士要停在更遠處再走回來。針對這件事，我以小市民的身分去和有關單位陳情，後來也獲得回應，現在那邊許多汽車格，已經改劃為機車停車格，我的陳情書如下：

案由A：八德君臨天下（上班地點）外圍機車車位不足，請縣政府重新評估規劃。

說明：經過多日上班時間觀察結果，擬將二格汽車格改為機車格增為二十三格機車格。

這裡列出當時的狀況，原本停車位使用率：

機車停車位，原有九個位置，但常態需求二十部，機車停車位尚欠十一位。

汽車停車位，原有二十三個位置，但常態停車三部，汽車停車位多二十位在我積極爭取後，將原本的汽車停車位畫歸機車停車位，解決之前的機車沒地方停，汽車位卻閒置的狀況。

案由B：我也關心汽車交流道問題，原本高速公路，有個交流道叫做大湳交流道，但這名稱根本無法含蓋八德市，我建議應修改八德交流道，因為大湳交流道容易引起外地人的誤解，上下交流道多標示八德出入口，但指標一再標示大湳交流道。

後續發展：經我的努力，後來高公局將重新檢討，並已列為修訂目標。

案由C：我也相當關心地方的發展與建設，請在龍潭，大溪，八德增闢公車行駛北二高至台北來回路線，以方便至台北的上班組。

後續發展：經過桃園縣政府答覆接洽桃園公車處多無意願，我將繼續發文至桃園縣政府，以帶動地方繁榮，也可減少交通擁擠現象。

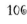

# 2 同等心——為身障者努力謀福利

對於和身障無直接相關的福利拓展，我也願付出心力，對於和自己同是身障弱勢朋友相關的，更能感受彼此遭困的同等心情，更是我想服務的對象。

案由A：我於99年3月陳情公文至桃園縣政府，為了保障身障人士路邊停車免費三小時與免消單作業。

後續發展：此案最後獲得同意實施。

該案經桃園縣府與業者開會決議，爾後有關殘障人士停車於一般車位時，只要持新發的殘障停車證放在適切位置，在規定時間內，就可免去繳費停車處做消單作業。其後續效益是可減少身障人士往返上下車之危險性及避免繳費停車處人力資源浪費，這項政策獲得民眾的認同，也使桃園縣二萬身障朋友受惠。

案由B：爭取殘障車位的增設。

我於民國99年3月同時陳情反應殘障車位不足，應在部份市中心增設。

後續發展：該案經由桃園縣政府考慮整體規劃與佔有率問題，已在部份路段及市中心增設殘障車位。目前配合免費停車證，已漸近式可滿足身障人士之需求。

案由C：儘速在桃園火車站設置電梯或滑軌式電梯，以打造無障礙設施，方便弱勢人員出入，以儘速造福弱勢團體。該案提案緣由是我在民國100年1月陳情反應身為桃園縣人民，常常看見弱勢人員無法很順暢上下火車站的樓梯。

後續發展：該案之後經過桃園縣府回覆，配合整個桃園市的交通規劃，要在106年才可完成，我已請立法委員及縣議員監督執行完成。（經過100年3月31日聯合報及自由時報報導，由立委與台鐵范局長達成共識分近、中、長期，近程設置附掛式昇降設施100年6月30日前完成，但經過剪綵後，就無人看管把它蓋起來當成裝飾品，這樣浪費公帑的情形，值得深思，其中程是興建4座電梯，5座電扶梯，6座樓梯，長程是興設桃園高架永久站，預定106年2月28日完成。希望政府能注重後續效益，可解決老弱婦女或身障人士跨越月台乘車的不便，以達到照顧弱勢團體的政策，儘快打造無障礙之設施。

案由D：極力爭取有關重症者之醫療補助。

我已多次陳情至行政院陳述有關重症者之醫療補助方案，我想台灣還有那麼多的重症患者，因為付不起醫療費用或其他原因，而選擇放棄醫療，同樣是繳健保費用，總覺得健保是挑軟的吃，健保的公平性何在？

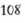

後續發展：該案經過行政院衛生署回覆結果：因為費用過高及某種原因，暫時還在協調中。該案後續效益，可減輕弱勢家庭之生活負擔，真正落實全民健保，我將更積極建請政府給予重症者之補助。

事由E：請增設全面性金融機構（含銀行、郵局、農會）之愛心窗口，以實現照顧弱勢人員之優良傳統。我為了方便弱勢人員能快速的辦理各項金融相關事宜，而要求增設「愛心窗口」。

後續發展：

1. 農委會所管轄之農會已在102年4月2日函請農會各營業處設立服務專員或指定專人提供協助。
2. 交通部所管轄之郵局已在4月11日規定各級郵局設置「愛心窗口」並在門口明顯處設置「愛心鈴」如果營業場所空間不足，無法設置者，應由「諮詢服務」窗口兼辦。
3. 金管會所管轄之銀行已在4月9日函請中華民國銀行商業同業公會全國聯合會參處。

# 3 對身障者相關法規的呼籲

當自己成為身障的一員後，才發現身障人日常花費真的比較高，別的不說，光固定的醫療開支，就會花掉很多的支出。包括為了健康因素，必須長期的看診，也包括針對不同的身障情況必須搭配的各種器材，如輪椅、助聽器，或像我的情況是身上要裝電池等等。其它和醫療非直接相關的支出也很多，特別是在一個身障人士，缺乏一般人正常人的各種謀生管道，每個月的家庭開銷卻比正常家庭更多要負擔，壓力是非常大的。一個家庭中若有一個生病的重症或身障人士，家中的經濟就會倍感壓力。若不幸，那個身障人本身本來是家中經濟的支柱，那整個家庭更是長期陷在愁雲慘霧中。

這種經濟的壓力，對於沒有辦法疇到財源的弱勢者來說，病痛的壓力加上困頓的心理壓力，人在雙重壓力下，原本不健康的身體，連帶著心理也要生病了，真是苦上加苦，痛上加痛，在這種陰暗的家庭裡，社會悲痛事件也在暗處發生。

有關身障人士的經濟問題，這是個大課題，我一介小小市民，可能無力置喙，但針對醫療的部份，我則不斷的針對醫療費用過高這一部份，沉重呼籲，要請政府救救我們身障家庭。

我情願以一生財富，換取身體的健康！當身體健健康康時，我卻未能珍惜它。近年來政府為了保障身心障礙人士有就業機會，縣市政府透過登報，積極推動相關之就業宣導，當醫療超過六個月，符合申請殘障手冊之條件時，可先到鄉鎮市公所去領取身心障礙鑑定表，由醫生鑑定等級及判別，待公所發文確定後，就可以賦稅減免，交通工具補助，輔具補助，居家服務補助及養護補助，其內容涵蓋：減免勞健保費及醫療費用。另可申請汽機車燃料費減免及免費停車証、免費公車乘車證，學雜費（可由本人或父母親）申請減免‧中低收入身心障礙者生活津貼及傷病醫療補助與老人重病住院看護費用等等權利，相關申請條件參照各相關承辦單位之要求。

但儘管已經有各種身障措施，實務上還是不夠的。我想鄭重籲請增列修訂身障人士之醫療補助方案。以我自身為例，台灣目前罹患巴金森氏症者越來越多，在治療上要花費一筆龐大費用，除了首次要花費開刀裝電池之費用80萬元外，平均每五年還要花費裝電池醫療，費用約55萬元，這麼多的醫療費用，沒有工作收入的身障者怎麼負擔得起，於是我也投訴行政院衛生署及拜託立法委員針對這方面的醫療補助方案修訂，但都未獲得明確答覆，今後仍希望藉由各種方式，期望能獲得政府的重視，儘速立法通過身心障礙醫療之相關補助方案或增闢社會福利補助方案，以減少身心障礙家庭經濟負擔的隱憂。也要再度呼籲政府相關機關、團體能儘速修法通過納入健保給付範圍內，救救我們這些可悲的身障家庭。

# 第二部　嘉訓散記

這些短文都是以前發表在救國團或其它地方的散文，其中因為熱愛救國團，所以對救國團也寫得比較多，現在把它改寫了一下，想以比較輕鬆的方式，談一談生活裡的一些感受。

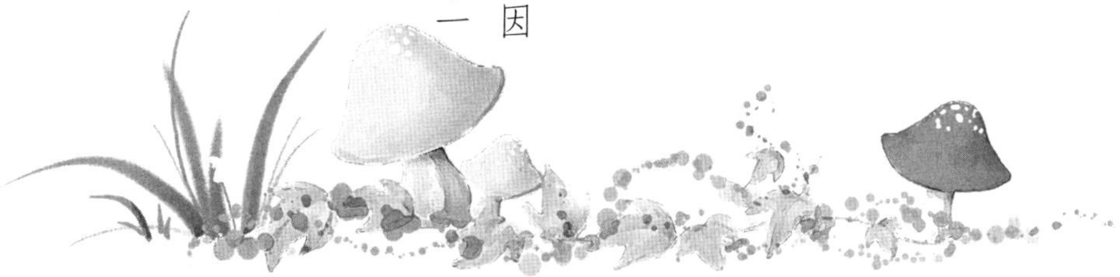

## 1 當稱職的快樂傻瓜

黃文安講師曾說過「坐飛機看雲頂，坐船看海浪，坐公車看風景，坐牛車錢最少」，我於83年加入救國團，從服務員做起，經歷組長、總幹事、委員、副會長、會長，在每一階段擔負不同職位的我，始終秉持「以熱誠的心服務奉獻，以喜悅的心完成任務，以惜緣感恩的心情接辦活動」，救國團是個聯誼性，社會性，公益性的社團，更重要的它是不收費的社團，經費來源靠活動收入來養活動需要，主辦單位的賞識與補助往往是最大財源。

參加救國團讓我學習了人際關係的重要性及多元化資源開發。在我接任會長這二年裡，非常感謝趙正宇前會長（縣議員），由於他和何大俊大哥在各項資源鼎力相助及歷任會長及委員支持，縣團委會簡明龍先生盡職的指導及邱冠璋（本會93~94年總幹事）的共同努力合作下，使得各項會務及活動都得到社會各界的讚美與肯定，有他們全力相挺，須付出努力，掌聲才在背後響起，讓我能順利推展工作，為這群可愛又可敬的「快樂傻瓜」喝采。

要成就一件事很難，尤其這件事參與的人眾多時，想要得到一個圓滿的結果，真的要靠很多人，而救國團這些義工們都是無酬勞的義工，若不是有大家共同的付出，很多事

◆ 87~88年總幹事聯誼會在我嘉義老家辦理露營聯誼活動

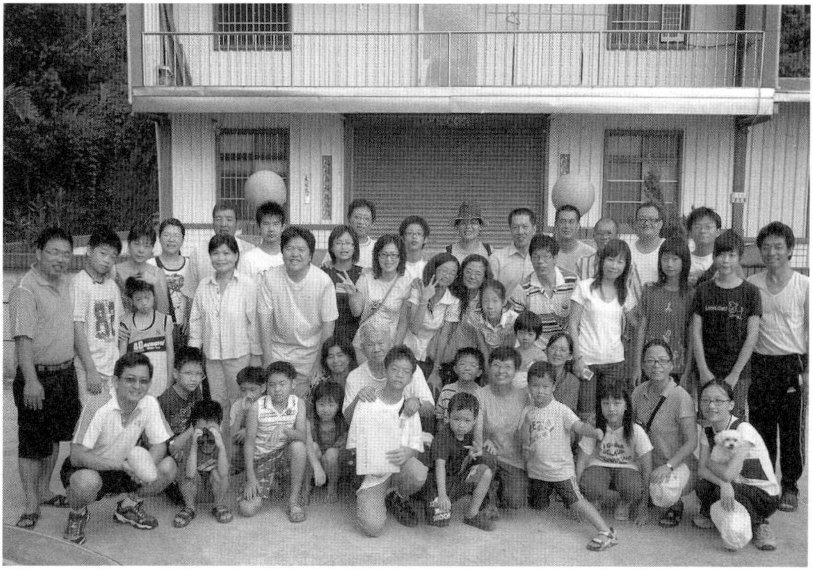

情將無法順利完成。

在完成一項大型活動時，需要有事前完整的規劃，事情進行時團隊中每個人的配合及齊心協力，如何讓每個人放下個人的堅持，服膺團體的命令，救國團教會我的團隊精神是在別的地方學不到的，同伴們的無私付出和工作熱忱真的讓我很感動。尤其是前輩們，他們無私的將經驗傳承給後人，教我們如何為人服務，那種無私風範，更令我深記在腦海裡，當時心裡就偷偷地想著，有一天我也能將這些好東西傳承給別人。

## 2 如何開發社會資源，結合新聞媒體

回顧這些年來，在歷屆會長及總幹事紮實奠基及本會世代交替傳承下，讓這些年活動持續不斷辦理，辦活動有些經驗，也想和想辦活動的朋友分享，以本會接辦活動的例子來說，要辦好一個活動，首先要做好相關人際協調，以利有效開發資源，救國團的委員會精英包括：市長、代表會主席、縣議員、市代表、里長、市公所主管及各大機關社團負責人及資深義工，一個活動成敗不是靠會長能力，而是要各級單位肯定與民眾認同，平時應勤走各界主動拜訪相關業務承辦人員與地方社團加以結合，由活動中向外擴展財源及人緣，這樣才能有效開發社會資源。

而主動結合新聞媒體，盡力宣傳活動是另一個重點，機會是自己創造，在我任期中每辦一場活動，一定把握媒體宣傳，並且親自繕寫新聞稿，通知相關報社之地方記者協助刊登與採訪，以宣傳活動，使得更多人得到訊息參與活動，那樣活動才容易有足夠的人參與，也會獲得社會各界肯定。

創新與開發，對經營社團來說也很重要，如何傳承活動，擴展團務工作，又是另一挑戰，在我主持會務期間除了接辦市公所各項慶典活動及聯歡會外，也承辦規劃大公司的運動大會暨趣味競賽活動……等活動，且因為個人深信「薪傳」的重要性，本會正副會長

搭配，原則是行政經驗人員搭配民意代表或相互對調，相信這樣的傳承就是推展團務最佳保證。

在救國團時的另一期許是自我學習成長，並且做服務分享：會內常安排研修與教育訓練課程，活動很多元化，不斷擴大服務層面，提升生活品質，妥善規劃各項活動，分工合作讓每位幹部有規劃活動能力及參加研習課程機會，適切關懷與規劃讓每位義工都有參與感。

為了要推動一個理想或一個主義，宣傳是很重要的，一個思想的傳佈，如果沒有很好的行銷工具和很好的行銷方法，那好的東西也只能在倉庫裡或大腦裡，只有找出方法，傳佈給更多人知道，才能找到認同的人，共同來參與，共同來完成，共同受益。

## 3 狗臉歲月～生命的長度和精彩度

生命可以像「小說」，不在它的「長」度，而在它的「好」度。自從生病這十五年來，我雖無法決定生命的長度，但我堅信仍可以活出它的深度。雖然我不知道、也不清楚那一天會受病魔摧折不告而去。但在救國團這個溫馨團體裡，我願無怨無悔付出，更希望用我的毅力能持續不斷的為人服務，讓我僅餘的生命有更多價值。

人自生下來，來到這個世界，不管你是什麼樣的人、你有怎麼樣的社會地位、一輩子能擁有多少錢？但有一點是人人都會遇到的，那就是「苦」，有生就有死，有活就有苦，也許是生病的苦，也許是貧窮的苦，也許是情愛的苦，也許是兒女帶來的苦，各式各樣的痛苦，都會找上絕大部分的人。

自我生病以來，每天每夜遭受著因為病痛帶來身體的煎熬；帶來拖累家人心理和經濟壓力的煎熬，而生病後遭受社會及人情炎涼的或多或少的歧視，身為這樣一個人，每天和各種「痛苦」打交道，從最初的傷痛無奈，抱怨尤人，到慢慢的接受與思考，這些苦的對我自己意義到底是什麼？遇到了這些苦，我要如何看待這些苦，以及我要如何處理這些苦？

到救國團我從基層義工做起，到研發組長，總幹事，委員，副會長，一路到會長及諮詢委員；從搬桌椅、掛布條到規劃設計活動、指揮義工無一不與，更讓我年輕歲月添增無限光輝及喝采，在這過程中，一邊參與救國團的工作，一邊治療我的病。

在這個義務性的一次一次的工作中，總有某種東西一再一再地在的心底萌芽，一點一點的振撼著我。於是我由迷網，到感受，到撞擊，到分析，在還不明白道理前，我的感受是每天每天，都期待趕快到團裡去工作，因為這個工作讓我感到快樂，而這快樂分散了我對病痛注意力，每天和一群有服務熱忱的義工們，為別人無私的付出的快樂，這也讓我的心獲得一種平靜，啊，有一天我終於知道了，對於無力改變的苦，除了積極努力解決苦的原因之外（治療），對於無法改變的苦，用服務他人來平衡自己困頓的

◆ 桃園縣長吳志揚接見作者(左3)

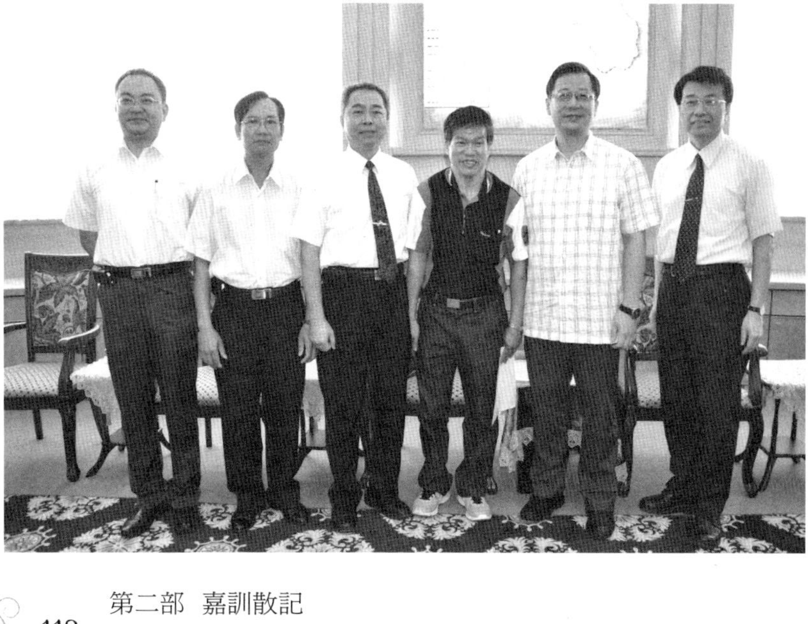

心；於是我和眾人一起服務他人，而接受的一方，回報我們為他解決困境的歡愉，回報我們他的喜樂，回報我們他的感謝，這些獲得比我們付出不知道多了多少倍，我們甚至應該說：「感謝你給我服務的機會，讓我覺得我活的很有價值。」

也許是來自被幫助者的感激，激盪著我的心，對於我生病的苦也不再那麼注意了，於是我想，也許這場病，是上天要教會我，那些我不曾懂的道理吧！

而救國團扮演著這樣重要的角色，把想付出的和需要幫助的人，做一個人與眾人之間聚集的工作，人本來就是群居的動物，有這樣的機構，讓人與眾人可以理所當然的聚集在一起，加上救國團裡企劃出好的活動，及義工們的熱情，讓參與活動的每個人，都因為參與義工，參與活動，生活變得如此的甜美，所以每次在進行任何一個活動或工作時，我總抱著「盡我心、盡我力」的心境參與。感謝在我生命拼圖中有一個很重要的區塊叫做「救國團」！我想，這也是生病這個痛苦，對我而言，另一件十分有價值的事。

# 4 有愛行無礙，攜手到戶外

救國團桃園縣團委會為了鼓勵身心障礙者走出戶外踏青，結合政府機關及民間社團，共同辦理「有愛行無礙，攜手到戶外」的愛心活動，當天一早就看到六部與眾不同的復康巴士浩浩蕩蕩開入桃園縣政府門口，首先是肢障者大會師及記者會，參與者有救國團總團部服務處副處長：馬鎮歐及身兼救國團桃園縣團委會主任委員的議長：曾忠義與總幹事：王克儉．桃園市長：蘇家明……等等貴賓均到場打氣。

馬副處長致詞時特別將救國團除了服務青年朋友外，今年起，在救國團主任：周逸衡博士極力號召下及各縣市精心策劃下已辦理多場旅遊活動，對一個身心障礙者是來說，這是一大福音。曾議長致詞還特別強調，希望身障朋友放下害羞與畏縮，在家屬及義工陪伴下，去好好享受陽光旅遊的樂趣，當時的我也受王總幹事邀請上台致詞，把我所受病痛的創傷，還出來當義工的心境告訴他們，要他們也和我一樣，勇敢走出來。

一個人生病，若長期宅在家裡，沒有和人互動，生活裡沒有互動就沒有熱情，生病的痛苦加上心理的陰暗，身心都會生病。如果能走出戶外，和人群與自然接觸，相信好的環境和好的互動，能改善身障者的健康。只有有好心情，坐巴士看風景，坐輪椅賞市景。

那次活動邀請200名身心障礙人士，及陪同家屬與100多名，救國團義工的協助及扶

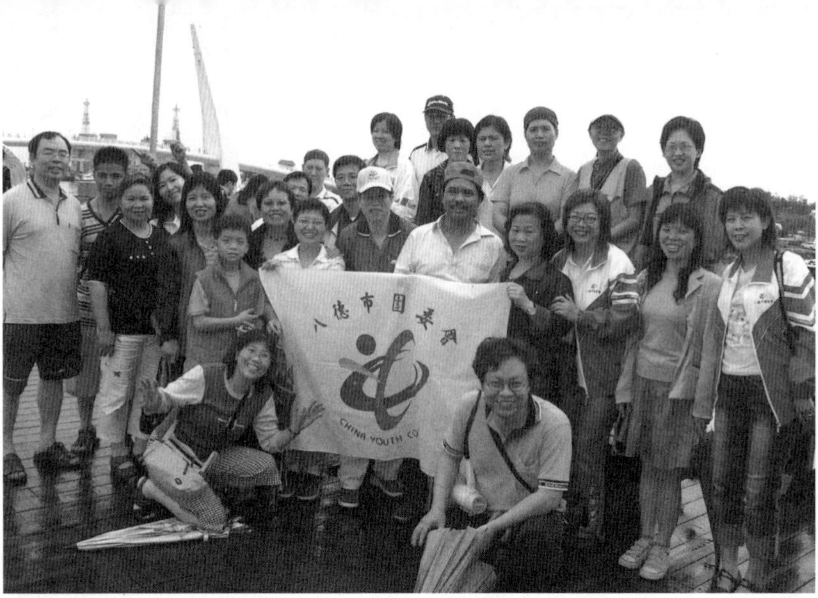


◆ 旅遊聯誼活動

持下，上下車過程雖然艱距，但看到每一位身心障礙者帶著愉快的心情坐上復康巴士載去觀賞享受復興鄉沿途迷人的美景，車子奔馳在目的地復興青年活動中心上，在每個人的心裡也唱著輕快的歌。

主任周逸衡在馬副處長及王總幹事與復興活動中心翁總幹事陪同下迎接每位肢障朋友，家屬及義工後，並進行一系列活動：

原住民的迎賓舞揭開序幕，首先由復興鄉團委會林肇基會長帶領多位義工進行一連串最夯的原住民舞蹈，使得肢障者有股衝動，也想站起來跟著舞動感覺。

午餐時間除了提供非常豐富的午餐，也貼心準備甜點水果與冰涼的水果飲料及仙草冰，並由每位義工協助幫忙打菜，我也去幫忙，有位肢障朋友看我這個病人忙進忙出，也給了鼓勵說跟我謝謝；並且要我也要加油。

接著由縣團簡明龍輔導員帶領下，展開與肢障朋友熱鬧帶動唱，並帶動一些簡易的抬手上下左右擺動的動作，隨時坐在輪椅上可運動，以促進身體活絡，使全場氣氛掀起另一高潮。接著是羅文炫老師教導如何預防各種疾病的發生及如何舒壓按摩身體各部位之操作示範。

最後肢障朋友在家屬或義工陪伴下遊覽角板山公園及復興香菇大街或打漆彈挑戰，我也試試身手打漆彈，在周教官指導下我打16只漆彈也打中12只，引起肢障者之鼓舞，紛紛加入漆彈挑戰行列，使得肢障透過活動揭開這世外桃源外的另一樂趣。

「快樂時光總是過著特別快」，肢障朋友就在各位義工引導下帶著依依不捨的上車，此時的周主任在馬副處長及王總幹事與翁總幹事陪同下出來和各位道別離，周主任保證爾後會持續辦理有益身心的愛心活動，屆時非常歡迎大家再次參與。

在輕快的歌聲中，此次活動雖然已經落幕，但救國團這塊服務奉獻招牌，因這次的活動又擦得更亮了，如果說馬克思列寧的共產主義，目的

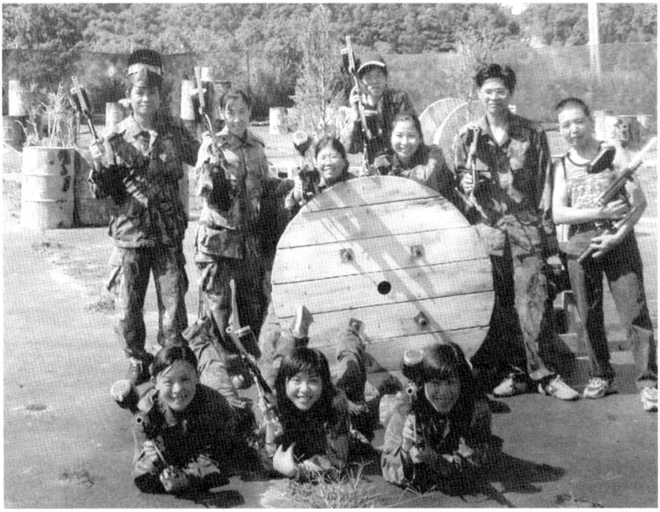

是想架構一個人與人互助合作，共產共活的一個理想世界，我想世界各地的共產主義，只製造了不平等的階級社會，甚至很多是沒人權的貧窮社會，真正做到互助互愛的社會，在救國團的環境裡真的實現了，每次高唱救國團會歌……燃燒自己，照亮別人，盡我心，盡我力，為國家為人民，自己快樂，別人快樂，大家都快樂。救國團真正使命是用愛把一顆心圍成一圈又一圈，它無私愛組成社會，造福人群，把大家變成一家人。只要參與過救國團活動的人都有一種感受，參與的當下，所有團隊裡的人都有共同的參與感，活動中如果有一個人不開心，同伴們會用心讓他開心的，如果有一個人憂愁，同伴們也會陪他一起憂愁，活動結束後，每個人都帶著美好回憶繼續下一段生活，為此，救國團的理想與價值若能被實現，將是最好的社會制度。這足以讓更多人認識它。

# 5 歡喜逗陣行~迎向大自然

「歡喜逗陣走~身心障礙朋友圓夢之旅」二天一夜溫馨充實的活動，又一次免費邀請肢體障礙族群走出戶外，迎向大自然，體驗無障礙空間與生活經驗，促進社會大眾對無障礙環境的重視，提昇肢體障礙者對於大自然事務認知能力。

這次快樂出門後，首先參觀士林官邸，本次參加肢障朋友約50位加上眷屬，義工及介壽國小同學共同乘坐三部與眾不同復康巴士浩浩蕩蕩開往士林官邸，一路上風光明媚，帶著輕快而歡樂的歌聲，車子在11點到達，上下車雖然慢一點，但是大家互相禮讓的精神，表現著優質人的好品質，看在眼裡，令人有好心情。下車後就由台北士林區團委會與松山區團委會吳佩容副會長帶領下，分發野餐及導覽介紹，使我們更加清楚了解士林官邸的歷史面紗及幽雅清境的景觀，我們看到官邸內玫瑰盛開，尤其是黑玫瑰盛開，述說著蔣宋美齡的故事，處處鳥語花香每個訊速地按下快門拍相存證，就在要離開上車的當時，恰巧一部大陸團的巴士進來，聽到他們竊竊私語的說，我們台灣怎麼這麼好，例假日有那麼多義工陪伴身心障礙朋友的服務，實在不簡單。

許多不合理或不完善的事，都是經過前人一次又一次的努力才會引起大家的重視，然後才會被改善。就如同無障礙空間一樣，早期台灣對這個區塊並不重視，許多身障的人即使有輪椅，出門也走不遠，因為到處都是障礙，就是經過前人們一次又一次的努力，漸

◆ 身障活動.讓身障者體會無障礙空間參觀台北動物園

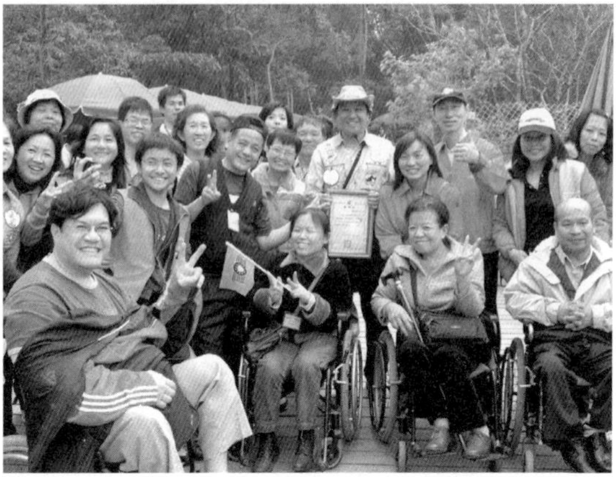

漸的身障的朋友出門才有一條路可以走！

參觀天文台及欣賞3D影片是另一行程；台北天文台對我來說，是這次安排活動中唯一沒去過的景點。從外景就看到寬敞的空間設計加上活潑、親切、不失莊重的建築意象，結合休閒與教育功能的園景設計，讓天文館成為最具吸引力的戶外育樂活動空間。

館內所有空間與動線設備，皆考慮了遊憩與停留需求，各處均有服務設施，堪稱是一座兼具休閒性，娛樂性與教育等多功能的現代天文科學教育建築館。由於時間安排緊湊，行程只安排地球區及太空科技區與天文館3D立體劇場的參觀，3D館正播放「海豚情緣」影片，給我們一場地表生態的震撼教育，增廣了見識。

景觀優美的劍潭海外青年活動中心迎賓歡迎會，是我們另一個活動重點，車子離開台北天文台後就開往活動空間大及景觀優美的劍潭海外青年活動中心，到了個人自由時間，我先到劍潭園區欣賞盛開的花朵，湖畔倒影及鴨子戲水，好像了解我們愉快心情般歡迎我們。

歡迎會上周逸衡主任說：「針對身障朋友辦理二天一夜的旅遊活動是我們今年首創活動之一，本團從前年無障礙廁所的調查，到去年連續辦理肢障朋友嘉年華一日遊活動，受到身障朋友愛載及渴求，所以本團為了能讓大家能實現願望及擴充服務層面，而大膽辦理二天一夜的的活動，希望能留下美好的回憶」。

接著進行一聯串的的山地舞曲，由復興鄉團委會林肇基前會長帶領琵雅山文化藝術團的山地小姑娘，跳著卑南歡樂舞、汲水器之舞及介壽國小的勇士舞，接著米篩歌曲，舞蹈表演，泰雅歌謠及最受歡迎原民天籟，另原住民就地取材用各種不同的木材及竹子的樂器，貴賓及學員共同敲打著樂器，我也跟著上去表演敲打，但聲調聽起來就是差很多；等到「駭到最高點」，在桃園縣工青四隊演出最流行「你是我的花朵」及「Sorrysorry」與「nobody」三部舞曲下結束。

對於這樣一個行程內容，從活動的設計，到活動的內容，不僅讓所有參與的人，都有著這二天一夜的歡樂，更重要的是活動的意義，它一方面宣傳了無障礙空間的重要性，一方面在整個活動中，

◆ 身障活動:圓夢之旅(作者右2)

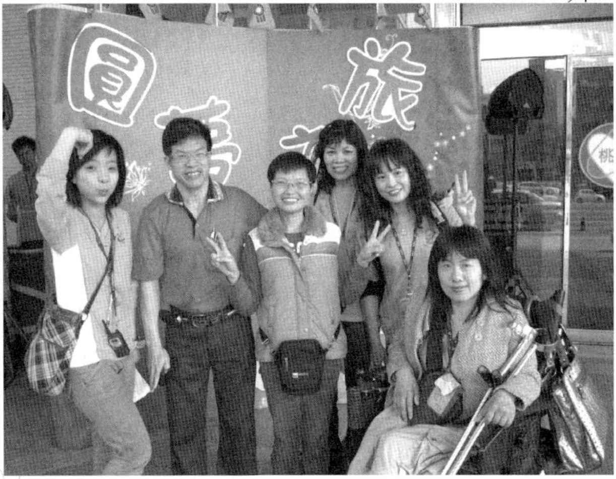

讓那麼多人一起走出戶外，一起參與活動，不但身體健康，對心靈健康更是另一重點。

吃過飯checkin完後，大家走路前往極負盛名之士林夜市，來回路程約需花費20幾分鐘，士林夜市所含範圍極廣，在曲折巷弄內行走，常有柳暗花明又一村的驚喜，那天剛好是週末假日，夜市更是人山人海，擠得水洩不通，我們邊逛市場邊賞夜景，走累了就往美食街享受各種美味小吃。

那時候的士林夜市人潮洶湧，好不熱鬧，但自從台北市政府將它改建之後，美食街改到地下室，整個環境的氛圍也沒了地方特色，只剩下和百貨公司地下街一樣的景觀，共同的區塊放著同一個樣子的桌椅，每個店家制式的工作枱，實在看不出去士林夜市和去新光三越百貨的地下街或家樂福美食區有什麼差別，政府的美意想把環境整理好，但往往卻把原來的最重要、最有人味的特色犧牲掉了，經過政府整修的如圓環夜市，龍山夜市，不但沒幫到商圈的生意，反而讓生意一落千丈，士林夜市還好仍有半個商圈沒整到，但現在也已大不如前。

參觀華麗壯觀的圓山大飯店是另一個重點，第二天一早五點多我就起床了，逛劍潭海外活動中心，吃完早餐，趕回寢室提著行李走參加升旗典禮，接著司機先生非常親切的將坐輪椅的人帶上車後，展開第二天的行程，先由飯店經理帶我們去參觀中國宮殿式雄偉的建築以及華麗堂皇的古典藝術，雅緻的內部陳設，空間寬敞及撥放介紹影片，這樣一個古色古香，又不失現代設備的飯店，真不愧是蔣介石年代的首要飯店。

遊木柵動物園，體會無障礙空間的設置，並考驗體力與耐力，是另一活動。十分感謝承辦單位事前的接洽，讓我們不必經由大門直接由側門，搭坐特殊小火車環繞動物區的外圍，讓大家參觀動物園周遭的風景；再來更是考驗體力與耐力的行程，我充當導遊帶本組人員從沙漠動物區開始走起，經由澳洲動物區~非洲動物區~企鵝館，沿路悠閒漫步於動物園區，這樣漫長的路對許多身障者是很大考驗。

這整個活動，都是為了鼓勵身障朋友應走出自己被封閉的心靈世界，誠如，周逸衡主任告訴我們：「上天給每一個人不同的「地界」，有些肥沃，有些貧瘠；我們不知道為何被「分」到這塊地，但盡力耕耘，作個好管家，讓「地盡其利」應是我輩的責任。」

一般正常人要走二天的行程，是非常簡單，但對一個肢障朋友來說是困難重重，感謝救國團用心設計這樣的活動，為身障朋友服務，讓我們一起努力，把許許多多的incomplete合起來成為complete。讓身障朋友藉由此次活動的分享，不但在家人陪伴下走出家庭，也走出自己被封閉的心靈世界。

◆ 圓夢之旅 作者(左一)與身障朋友及家屬攝於士林官邸

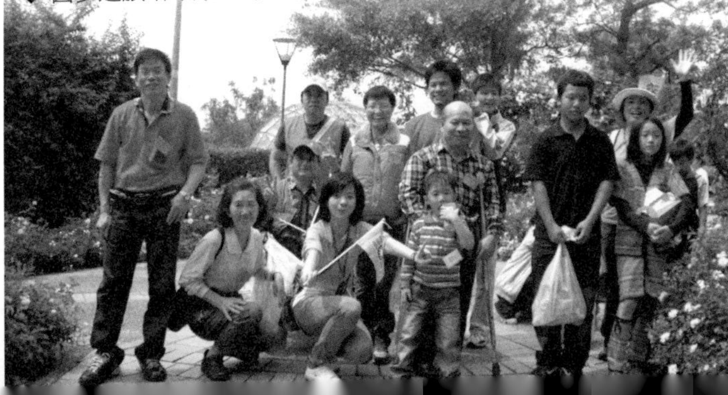

# 6 加入救國團就是我的「福氣啦」

83年起嘉訓有幸參與救國團八德市團委會這麼棒的團體，讓我真正體會「一日救國團，終身救國團」要做一個快樂的傻瓜，就要無怨無悔參與救國團的各項活動。燃燒自己照亮別人是所有義工的共識，也因為加入救國團後，讓我的人生變得多采多姿，除了有機會學習到社團策劃能力及實務經驗外，也讓我認識志同道合的好朋友，對待人處事應對進退更有經驗，對團體事情的處理也更能得心應手，加入救國團好處實在太多太多了，真的讓我人生過著非常充實。所以，我要大聲跟大家說：加入救國團就是我的「福氣啦」。

有投入才會深入，有付出才會傑出，在參與救國團這麼棒的團體裡，雖然才短短16年，在團裡實在不敢自傲有多大成就，自覺才疏學淺的我，只有將我這幾年對團務工作經驗跟大家共同分享。

從加入救國團之初，本來只是抱著擴展生活圈及玩樂心態，等到接觸到不同的人，事，物的所有學習環境中後，深深感受到責任重大，就在各位委員的支持及義工共同努力配合下，使我無論在義工或總幹事及會長的任何職位階段，多能感受到前輩們無私的教導，和為工作無怨無悔付出的薰陶，因有他們的鼓勵及指導下漸入佳境，在這參與服務行列中，的確改變了我的人生觀，價值觀，尤其從中體驗「有投入才會深入，有付出才會傑出」的大道理。

早期的團康及帶動唱與地方慶祝活動，大部份多委託救國團來承辦，至今要面臨地方社團的競爭下，不再是那麼好經營，「就如要出一道好的料理，也要有優秀的好廚師」。救國團以往號稱是最大的「公益團體」，但這幾年來確實遇到了嚴格的考驗，首先遇到地方社團的挑戰擠壓，因此在我任內只能從內部問題不斷改革創新，並加強與地方社團互動聯繫，廣泛交流，擴大領域，觀摩學習，持續辦好各項活動，但新的世代的救國團，該如何開創另一個救國的新盛世，這是所有救國團人應該努力的方向。

# 7 義工是歡樂的代名詞

救國團裡最大的資產就是有一大群熱心服務的義工，義工是歡樂的代名詞，但想當一個義工，事前卻有許多準備工作，義工志願服務的內涵、義工服務倫理、自我了解及自我肯定，有了當義工的基本概念和專業知識，才能當一個好義工，我當時在救國團，辦理了許多志工的教育訓練課程，以便能達成為救國團義工的目標——義工把歡樂帶給社會與自己。

義工成為一種服務制度，可以追溯到第二次世界大戰時，福利制度主義抬頭，但義工本身存在則自古以來就已經存在了，古人的樂善好施，贈醫施藥，

◆ 作者(第二排左二)參與領導幹部畢業旅行拍攝於澎湖風景區

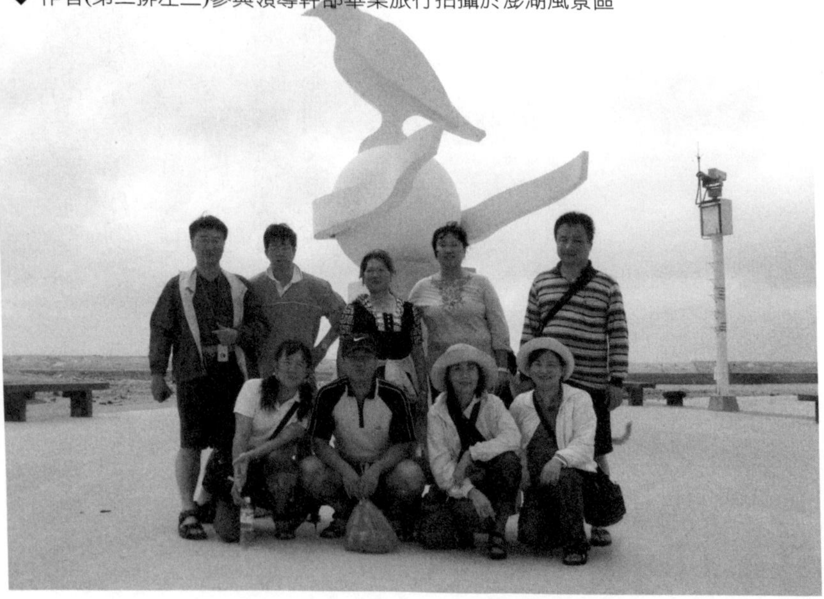

造橋鋪路都是義工的雛形，而西方義工起源是建構於羅馬時代的博愛精神和基督教的宗教責任及救贖觀念，透過義務工作，表現出人性的愛及弘揚宗教善的本性。近年來為了彌補政府對社會支援的不足，個人及民間團體將公益當作自己存活的價值，為社會上有需要的人服務，變成許多人的責任。

義工的基本知識，與當義工的正確觀念，及義工的工作方法，都是需要加以訓練的。一個新進人員進來，除了基本訓練外，從實戰經驗的演練，工作派任中累計經驗外，幹部輪流接派擔任不同角色，不斷磨練，虛心請教有經驗之資深義工，傳授所學之技能，讓大家共同參與，無論在那個階段，都要輪流排練。

「愛，就是在別人的需要上看到自己的責任」，我記得剛加入救國團時，由於不熟悉團務運作，常常忙到不知所措，那時候還沒有e-mai郵件的便利，只有透過請益方式，不斷向前輩學習，有時必須花費很多時間才能弄懂一件事，過程雖然辛苦，得到的卻是心靈上的滿足與自我成長的喜悅，回顧這幾年來當義工的點點滴滴，覺得自己有能力服務社會大眾是件值得開心的事，也期盼大家一起來當個快樂的義工。

只要還能睜開眼睛，就要善用殘缺的身體

一部復康巴士及三部遊覽車浩浩蕩蕩往金山活動中心，在車上為了使參與者更加了解救國團是如何關懷弱勢團體，便播放影帶「心中有愛行無礙，走向生命向陽處」混障綜藝團的影片，由三位殘而不缺的舞娘表演中東肚皮舞，第一位拿拐杖者，第二位是左手截肢者，第三位是坐輪椅者。他們在舞台上展現出熟練而嫚妙的舞技，舞者臉上的興奮表情和曼妙舞姿的整體美感，一點都不輸正常人。

等待表演完後，各自陳述她們奮鬥的過程，第一位說她受傷後已封閉自己快二十年了，她一直以為拿拐杖走路是羞辱的記號，經過多少日子都走不出這樣的心理障礙，不知過了多久才慢慢改變心態，最後柺杖變成她到處旅遊的翅膀，成為她不可缺的最愛。

另一位舞者，他因整支手指傷殘而感到自卑，但在這場舞藝競賽後，不但不再陷入自我陰鬱的世界中，反而更激發她對生命發光發熱的勇氣；另一場表演者為腦性痲痺的歌手，他說第一次他穿襪子要花費一小時，現在只要五分鐘，他又說每天除了要面對身體的煎熬及練歌外，還要忍受旁人異樣眼光，甚至受人冷嘲熱諷，這讓她深深體會到身體的殘缺不可怕，最怕的是不敢面對它，她認為活著每一天都是神的恩賜，只要還能睜開眼睛，都要專心讓這新的一天過得很美好。

總之這影片「用生命寫故事」，敘述人在人生最困難的處境中，還能以微笑去面對群眾，給自己機會，真的很令人佩服。在人生旅程上有其一定之長度限制，但表演者之身體受到病痛折磨之際，竟能以此堅忍不拔勇敢站在人生舞台上散發光和熱，這種殘而不缺的精神，不但展現了他們生命的深度，更值得我們學習。

# 8 如何辦好團體單位的交接與傳承

天下沒有不散的宴席，再怎麼愛戀救國團這個大家庭，也總有道別的時刻，在這個交接與傳承時要怎麼辦理，要注意些什麼，在想在這裡和讀者分享一下，也許那一天您也用得上。以下內容以救國團八德分社我任職的地方為例子。

一、交接前人選的資格審定

每兩年正副會長或召集人與總幹事及隊長的人選規劃，通常在各單位競爭或讓賢下產生，在提報之前最好再一次審查資歷，依據救國團設置辦法第伍項聘任相關規定，有關正副會長或召集人與總幹事及隊長的職務任滿一屆後，原則不得連任，但若基於特殊需要，必須續任者可由縣團專案報請總團部核聘之續聘，以一任為限，新聘正副會長或召集人必須曾任委員或總幹事，新聘正副總幹事或隊長以由曾任組長之服務員中遴選為原則，如基於工作需要，總幹事或隊長亦可由委員兼任，若未符合上述聘任之規定時，請各單位在當年6月份義工增改聘作業時辦理。

## 二、交接典禮之首要任務及工作說明

「交接」從字面上解釋是卸任者（甲方）將印信經有第三者（監交人）見證後轉交給新任者（乙方），看似簡單，交接當日做起來就非那回事，為什麼我要這樣說，因為我自83年加入救國團以來亦參加過無次數各單位及各社團交接典禮的印證結果，「交接」只是一種公開型式，「傳承」更是一大學問，除了由卸任者將這些年所接洽活動記錄、設備、帳冊及相關資料，製作2本移交清冊轉交新任者外，最重要在於經驗傳承，傳承的確實與否，將影響爾後團務的推動。當然「傳承」除了經驗交棒外，卸任者也要有心胸有責任輔導新任者，這樣才能真正做好「交接」與「傳承」的事務。

各單位新卸任會長或召集人在辦理交接前，應記得有多少財力辦多少事，先行籌劃預估交接費用，交接即使簡單隆重，但至少要製作交接程序表，卸任會長或召集人應會同新任會長或召集人，及相關幹部研究協商如何辦理；首先視各單位財力及地方人脈去選定適宜的場所及時間，確定後記得要先報備縣團委會是否與其他單位相衝突，如果在餐廳辦理交接，可考慮向餐廳索取請柬邀請函再改為各單位邀請函，以減少財力支出，當然交接前要召開無次數會議，依照各單位不同特色去安排節目，工作分配依照規模大小排定：編輯組、公關組、司儀組、報到組、獎品組、場地組、交管組、財務組、攝影組、機動組……等分配完成後，各組負責人依照所擔負責任分頭進行，最好在交接前至交接場所去排演及確認桌次及陳列方式。

編輯組要在交接前做好交接手冊，內容為：交接程序，團歌，服務歌，新卸任會長或召集人的期望，沿革、組織與權責，榮譽榜及活動相片，如果想降低成本開支，其內容至少要有（交接程序、團歌、服務歌三大項），且編輯組有責任會同新卸任會長或召集人邀請之貴賓請柬的繕寫與寄出。

司儀組負責掌控大會程序，配合主席掌控順序與時間，一般排定2人以上，一人負責主持，一人負責傳話及協調，大家以往通病在於介紹貴賓上不是很順口，貴賓分為地方民意代表、地方社團及救國團系統，由於主席或司儀對這些貴賓不是很熟悉，為了出席貴賓都能介紹，可分2~3階段進行介紹，貴賓介紹部份儘量由主席介紹，也可委託司儀介紹。由於報到組未能提供完整單位職稱及姓名，造成主席或司儀報錯單位職稱及姓名，為了減少報錯上述文字尷尬事宜，爾後一律只介紹某某單位新卸任會長或召集人（例如：八德市團委會：*會長及*會長帶領全體義工。我們歡迎您），為了減少遺漏各單位貴賓介紹，司儀最後可加報歡迎未報之單位，邀請貴賓致詞是由主席邀請，而非司儀直接邀請，貴賓致詞時要簡明扼要，主席應隨時掌控主要貴賓離席，必要時可安排先行致詞。

在交接上有關印信及匾額部份，一律放司令台面對觀眾的右側，記得卸任者（頒獎者）由右至左頒贈給新任者（授獎者）；監交人的人選：以縣團委會之上級指導員或地方民意代表為主，在交接前應先確認，頒獎上最好由主席掌控依頒獎項目多寡，可委託民意代表或諮詢委員協助頒獎，司儀在此功能為：我們恭請*會長或召集人邀請貴賓頒獎，以往這種作法的單位不多，且頒獎上左右不分比比皆是，會長或召集人在頒獎上頒不完，無妨讓貴賓上台頒獎，也可增加貴賓榮譽感。

報到組負責貴賓簽到與通報，貴賓當場送之匾額及花籃要登記，匾額部份應即時轉交獎品組，並即時通報司儀組，有關貴賓簽到分為一般貴賓及另製作一本救國團各鄉鎮市的新卸任會長、副會長、總幹事（召集人、副召集人、隊長）加三格空白表格，最好分單位編排報到，並配合場地組引導入席，為了識別主角的尊榮，新卸任會長、副會長、總幹事（召集人、副召集人、隊長）與監交人必要載胸花及職稱別，有關其他貴賓可視經費預算購買之。

獎品組當天要負責各項獎品的點收，並依頒獎程序登記歸類於司令台面對觀眾的右側，以減少頒獎左右不分錯誤之差別，大的木匾擺於中間，在頒獎中除了協助頒發外，並推派二位壯丁協助大匾額的扶助照相。

場地組除了負責場地佈置外，並在交接前應排定桌次表，依照不同性質排定各桌子，張貼於出入口處，以便引導人員引導入席，如果交接會場及餐飲同地點時，為了考慮餐桌會後移動的方便，可視場地規模大小，至少應排定三排以上椅子或一排桌椅面對觀眾，以便讓貴賓入席就座，減少會後餐廳服務人員擺設餐宴混亂的缺失。

交管組只要在交接前二小時在主要路口，插置團旗與必要標示牌，並指派二人以上在停車場引導停車與管制外，且應記得團旗的收回。

財務組除了負責受理委員及友會貴賓等樂捐收訖及核對外，並應準備二聯式收據本及樂捐用之紙條，便以公告與會後結算事宜。

機動組除了負責突發狀況事宜外，並要隨時掌控司令台頒獎時及節目表演時之移位，必要可協助放團歌及服務歌。

三、交接典禮之程序與細節說明：

在未辦交接典禮之前，可先表演1~2個團康帶動唱，一般程序表可分：

1. 典禮開始（放音樂）。
2. 主持人就位（我們恭請卸任會長或召集人——*會長就位）。
3. 唱團歌（請起立，配合D.J.放音樂，唱完後，請坐下）。
4. 介紹貴賓（我們恭請主席介紹與會貴賓或由主席委託我們二位司儀介紹與會貴賓，其順序及有關細則參照本第二章節有關司儀組之責任派任中已詳述）。

5. 主持人致詞（我們恭請*會長或召集人致詞）。

6. 頒獎（此獎項是針對這一屆對團務推展有功之社會人士，委員，幹部及熱心義工，頒獎上最好由主席掌控依頒獎項目多寡，可委託民意代表或諮詢委員協助頒獎，司儀在此功能為：我們恭請*會長或*召集人邀請貴賓頒獎）。

7. 交接：監交人就位（我們恭請縣團**人或地方民意代表***就位），卸任會長（召集人）就位（我們恭請*會長或召集人就位），新任會長（召集人）就位（我們恭請*會長或召集人就位），印信交接（司儀要準備傳承方面台詞）。

8. 監交人致詞（我們恭請監交人***致詞）。

9. 貴賓致詞（我們恭請新任會長或召集人邀請貴賓致詞）。

10. 薪火相傳（可參照各社團傳承特色排定）。

11. 致贈新卸任會長，副會長，總幹事或召集人，副召集人，隊長紀念品（頒獎要順暢講求倫理及左右要分清楚）。

12. 頒發聘書（視團務需求頒發）。

13. 新任會長（召集人）致詞（我們恭請*會長上台致詞）。

14. 新任會長（召集人）介紹新任幹部（我們恭請新任會長就位並邀請新任幹部

至台前接受歡呼）。

15. 唱服務歌（請起立，配合D.J.放音樂，唱完後，請坐下）。

16. 禮成。

四、交接傳承後首要任務：

我們回首過去有多少會長或召集人一生奉獻社會，熱心公益，不辭辛勞推動團務工作，在過去這麼艱苦的歲月裡，一代接一代，一棒交一棒地為社會創造更美好的遠景，這份情感，這份責任能夠化成光和熱，傳向千里，進而達到世代「傳承」。

有關各項「傳承」在於經驗傳承，傳承救國團公益，教育，服務的本質，卸任者有責任輔導新任者，接任新任會長或召集人之首要任務，第一：就是依照縣團年度計劃預定表排定本會年度計劃：其內容包含定期召開月會，幹部會議及委員會議外，還有不定期規劃活動項目。第二：召標縣團委會辦理的團務會報及義工聯誼活動與總幹事會報，必要時參加總團部辦理「風雨同舟」課程，將可更加熟悉團務的推動與人際關係。

五、結論

最後在這年度交接之前，再度重新審核追加部份內容，是想讓各單位新卸會長或召集人在「交接」與「傳承」前後有所依循及參考，以減少缺失，抱著「歡喜做，甘願受」的態度，將組織加以發揚光大，以締造更美好的佳績，盡自己責任努力工作的同時，做一個快樂的傻瓜，將所學經驗告訴後人，讓更多團裡的好伙伴受惠與參照。

以上將辦這類典禮的流程和內容和大家家分享，也許有一天你也用得到。做完這一場交接的儀式，這樣我在救國團的會長職務就完全卸任了，以後將進入顧問的新領域，義工工作要走入下一個階段了

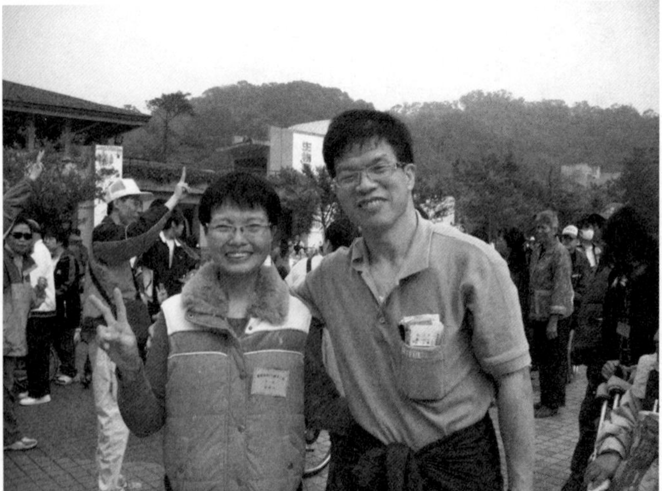

# 第三部　你是我兄弟

走過職場大半個人生，中間往來了許多的人和事，那些精彩和那些悲傷的故事，不管時間過了多久，其中冷暖，都依然縈繞在心頭。尤其自從生病以來，感受就更清析了。

在這過程中有做對也有做錯的事，有朋友也有人把我當路人甲，是非到此都已不重要，重要的是以下滿滿的友誼，讓我感到活得真有價值。

以下是朋友們給我的祝福和叮嚀，有了這些寶貴的友誼，我就有勇氣繼續和病魔抗戰，就能夠勇敢活下去。

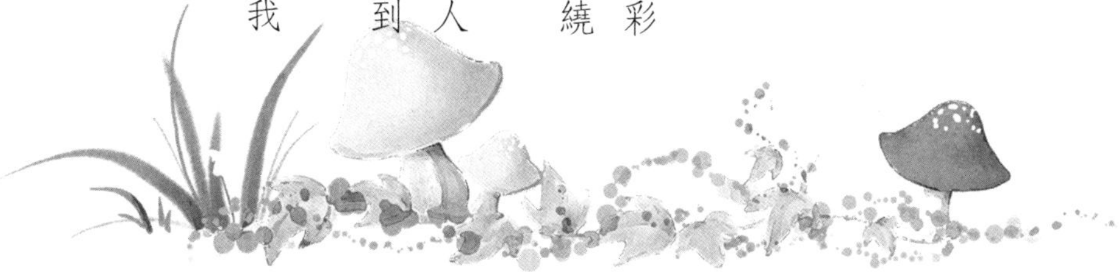

## 生命的地界

何會長係救國團資深義工，曾任桃園縣八德市團委會會長，接任會長時已因罹患巴金森氏症而行動不甚方便，然何會長以高度之熱心及堅毅之決心，在義工伙伴的支持下，圓滿達成任務，令人既感動又佩服。

對何會長身處逆境仍樂觀以對，更進而以奉獻服務代替自憐自傷的情操，令人由衷感佩！其風範留下文字相信將會激勵許多在逆境中的人。

基督教對人生的定義是：上天給每一個人不同的「地界」，有些肥沃、有些貧瘠；我們都是被「分配」到一塊地，雖不知道原因為何，但盡力耕耘，作個好管家，讓「地盡其利」就是人生的責任。從這個定義來看，何會長可謂不枉此生。

救國團總團部　前主任　周逸衡　敬上

## 歡天喜地與呼天搶地都是一天

我在去年九月奉調桃園縣團委會服務，對何會長印象特別深刻，因為他是少數觀禮的義工之一，另外就是身受巴金森氏症所苦的他，舉步維艱的情景讓我覺得不捨。最近拜讀「用記錄想念我自己」有些心得與感觸，願意提出來與大家分享：

一、歡天喜地與呼天搶地都是一天：

人生不如意事十常八九，每個人或多或少會遇到程度不一的挫折，許多人罹患怕金森症時，大都選擇自怨自艾，同時封閉自己，讓家人承受更多的壓力與苦痛。何會長卻是以健康的心態處之，力行聖嚴法師的開釋「面對它，接受它，處理它，放下它。」

二、平靜的海造就不出優秀的水手：

何會長所處的生活與教育環境並不優渥，小學上學必須往返各步行四十分鐘，回家還要分擔家事，採集野菜養家禽；大專唸書時要半工半讀才能付出學雜費。正因為從小培養刻苦耐勞的吃苦精神，才能鍛鍊出他鋼鐵般的意志，面對意外的人生，仍能迎著風迎著雨向前邁進。這也給我們現代為人父母的一個反思的機會，百般呵護、不讓孩子吃苦，是不是剝奪孩子自我成長與學會承擔責任的權利呢？

三、幸福與否是比較得來的：

何會長不看他失去的，他只看擁有的，雖然雙腳在走路時常不聽使喚，但他卻說：「我身上的器官，竟然還有那麼多，依舊是蠻管用的！」

如果說生命是我們不斷的學習過程，那何會長就是擺在眼前的一本活教材。如同黃美簾教授所勉勵大家的：「不要祈求生活平順安逸，當祈求成為一個堅強的人。如果上帝願意的話，我一定可以被完全醫治好，但是上帝有祂的旨意，祂要我從我的殘缺中學到那份屬於自己的功課。」看看何會長辛苦的過生活時，我們應該慶幸上帝並沒有派給我們如此艱難的課題；當我們詛咒四周黑暗時，是否應為自己點亮一根蠟燭呢？

四、救國團是一個溫暖的大家庭：

何會長積極參與團務工作，卻也從中學習成長。雖然行動不便，絲毫不減他繼續參與義工行列的意願，八德市團委會的義工伙伴一直是他勇敢走下去的支柱，也是我們傳唱多時的歌曲「我們都是一家人」最好的寫照。

走筆至此，真的要表達我對何會長的崇敬之意，他就像鄭板橋在《詠竹詩--竹石》中描述的「咬定青山不放鬆，立根原在破巖中。千磨萬擊還堅勁，任爾東南西北風。」那般勇敢堅強。也願意衷心祝福何會長求仁得仁、平安喜樂。

林寰（救國團桃園縣團委會總幹事）

## 水要靠火才能沸騰，人則靠正向思考

水要靠火才能沸騰，人則靠正向思考、嘉訓兄是我在桃園工作中認識的好朋友，年輕時期勤奮努力，事業有成，熱心公益，參與救國團活動擔任義工，奉獻一切，中年時意外被病痛多所折磨，得到帕金森症不良於行，給自已和家庭都蒙上一層陰影。

人生的溫度是0度以下，那麼它的生活狀態就會是冰，走不出也走不遠，他的整個人生和認知也就是他雙腳站的地方那麼大；但嘉訓兄是那樣勇健，不向命運低頭，痛楚雖難當、眉頭雖深鎖，確依然敞開胸襟，勇敢面對，將僅存微薄的光與熱繼續奉獻給他喜愛的救國團。

嘉訓兄擔任會長時帶給別人歡樂，帶給別人祝福，帶給別人讚美，他的心胸、氣度與樂意分享的態度，是受到大家的喜愛的原因。所謂：「格局決定結局、態度決定高度」！

生病期間救國團認識與不認識的好朋友給了他樂觀的心、溫暖和關懷，他不但飛舞了起來，擁有生命中的一切，還能再次擁有服務的天空，如同滔滔江水奔流大海。「你給別人的．其實是給自己的」，我謹以區區隻字片語來表達對他的感佩，嘉訓兄加油。

王克儉書（救國團桃園縣團委會前總幹事）

## 以己之有餘，助人之不足

「以己之有餘，助人之不足」是您的最佳寫照。自信是成功的第一要訣，能力加上毅力可征服一切。

邱定凱（現任台東縣團委會總幹事）

## 做你的左右手

何會長是我擔任民意代表所認識的好朋友，在他擔任會長期間有任何需要我幫助的地方，只要交辦事宜，我都會儘全力的協助他及幫忙他，因為我知道，何會長身體雖然不是很好，但是他對團務付出是有目共睹，把團務工作做的非常好，所以在我擔任民意代表以何會長為學習之榜樣。

本會91~92年會長：趙正宇（桃園縣議員）

## 照亮別人的小蠟燭

回憶21年前，嘉訓兄在怡發金屬（股）公司擔任品管課長，當時ISO 9000系列品質管理制度剛導入台灣，昌明79年起服務於金屬中心，非常榮幸與嘉訓兄合作共同建立怡發公司ISO 9002品質管理制度，並在82年獲得製閥產業第一家通過品質認證（也是全台灣第35家通過認證公司），深感榮幸！！

我突然想寫點東西，之所以想寫點東西，一方面是感謝 嘉訓兄在救國團這個溫馨團體裡熱忱助人與提攜後進的付出努力，再者是嘉訓兄人生面臨一次重大的轉折時，依舊能以真誠結交朋友，以真心傳遞對人的熱誠關懷與友情。

嘉訓兄把自己熱忱投入救國團總團部與桃園團務的人生義工旅程，熱心的關心每一個項目，並且全心的投入救國團義工生涯。自始至終都以開放的胸懷和童稚的熱情去投入與付出，是非常值得敬佩的。

拿到嘉訓兄書籍文稿後，首先被封面的字句設計所吸引，八個蒼勁的大字「照亮別人的小蠟燭」，赫然映入眼簾，好一個非常實在的名字啊！

拿到這本書的當晚，我細細閱讀 嘉訓兄用心血寫成的這本書，救國團義工顯然換不來那樣的名和利……，然而在我看來，這恰恰也是 嘉訓兄一種成功，而且是一種更了不起的成功，因為他原本就沒有功利心，為寫而寫，為自己而寫，為快樂而寫，為孕育在心中的美好而寫，這是多麼純潔而感人啊！這是需要勇氣的，這是對自己人生的一個小結，也是展示一條真實的軌跡。

細讀後，給我留下了一個強烈的感覺：如果沒有深厚的文字功底，如果沒有對人生深度的思考，如果沒有歲月的積累，是難以完成的。很多歲月的故事，人生的感悟，情感的歷程都深切記錄下來。單憑這一點，我對嘉訓兄有了一份敬意。一個人能把救國團義工這一件事堅持做了十數年，是需要有毅力，是需要有信念的。嘉訓兄，加油！

## 一顆坦誠心的獨白

我懷著對作者的敬意，細細閱讀，我讀到了一顆坦誠心的獨白。嘉訓兄罹患巴金森氏症，親身經歷將自己這一生所受病苦與為人處世撰寫成文，以利病友如何做好預防或治療作業。從作者袒露的心路歷程中，我感受到他是位袒露心路歷程的勇者，他的善良和熱忱奉獻。我們經歷的年代相同，走過的歲月一樣，我能深深理解身體的問題，精神追求、內心情感和困惑苦惱。

也許很少人會有 嘉訓兄那樣的心路歷程，但是敢於袒露自己思想，剖析自己內心情感的人並不多。從心理學角度來看，隨著人的閱歷增加，成熟度的提高，人的防禦心理也越發強烈，我也閱讀過一些名人和普通人寫成的回憶錄，很少有人如嘉訓兄那樣敢於直面自己的心路歷程，敢於把自己的內心獨白交給讀者，誠如嘉訓兄自序中說明，本書就是將自己這一生受到病魔纏身罹患巴金森氏症後，還要不斷學習成長，藉由本篇的出書，鼓勵身障者要活得精彩及活得有價值，嘉訓兄敢於用靈魂說話，一定是個勇者！

嘉訓兄後又將書名更正為《做個照亮別人的小蠟燭》，希望藉由本篇小小故事，能帶給大家一點啟示。我深深佩服筆者的勇敢和坦誠，在此向他深深的致敬！最後，為了符合本書名之全文意義，我擬建議將書名更正為《用記錄想念我自己》，也深深祝福嘉訓兄與家人身體平安健康，家庭幸福！！

金屬工業研究發展中心：技檢組組長　胡昌明

## 向勇士致敬

身為你永遠的好朋友，對你待人處事的真誠與用心深深感動，人生旅程有其一定之長度限制，但身體受到病痛折磨的你仍能以如此心胸面對生命，並將無限的光和熱傳播分享，幫助相同受病痛所苦之人心靈上得到安撫於萬一，你是最棒的勇士。

有很多內心對你的祝福與期盼，希望能增長你自信心與對生命的熱愛，沒有過不去的事情，只有過不去的心情，請記得在你內心理為我留一份永遠對你的關懷，願老天眷顧你！

永遠的好朋友：　莊天明（現服務於怡發公司副總經理）

## 率真的勇者

團委會長何嘉訓，平易近人勵志伸，
領導有方膺眾望，樂此不疲任艱辛，
理直氣壯惟忠厚，橫溢才華但率真，
行善布施遵道義，安分守己自潔身

許瑞龍（桃園八德藝文協會理事長）

## 生命要有深度

好久不見，我是同慶，看到您的文章，讓人動容，令我感動。

奉調到總團也接近四年，這段時間您卸任總幹事職務，又接任會長的工作，職務上的考驗上未結束，老天又給您的生命來了一個難題，這讓我既不捨，又難過。

但讓人感佩的是，就算在您生命遇到難題的時候，你仍然願意選擇付出，對這個社會、這個團體，從您身上我學習到了，生命真的要看他的深度，您待人接物的真誠、和善、慈悲、寬容，您生命的厚實，讓我感佩。

祝您　平安＋喜悅　也容許我為您加油

救國團總團部　黃同慶

## 為自己加油！

我讀完你的文章，心中感動到眼眶濕了，不禁要誇你真勇敢，以有你這樣勇敢的朋友為榮，素珍一樣要你不時為自己打氣加油喔！也不要忘了我也是你的好朋友喔！

王素珍（本會101~102年總幹事）

## 對抗病魔，再戰！

絕不向命運低頭，戰勝病魔，勇往直前，
讓光與熱，愛與關懷，譜出生命中不朽的光輝！
祝福你！

劉玉珍（桃園縣真善美聯誼會97~98總幹事）

## 陽光照耀你

你真是了不起，每次與您交談，都感受到你的陽光！也願陽光一直照耀你，不要畏懼您的辛苦歷程~加油~願菩薩保佑您，也願上帝降福與您~

陳香菊（嘉義故鄉嘉訓的好朋友）

## 你付出你獲得

塵世中，有人不知為何而活？有人汲汲營營追求名利，有人庸庸碌碌隨波逐流！但田鈊堅信，您的生命是最美好的！因為您是用您最完整的生命，用心盡心的付出，您付出您獲得！您的生命價值遠勝過生命的長度！

您是最棒的！加油！願您的每一天，都是最美好的一天！

田鈊（八德國小家長會 榮譽會長）

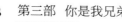

## 虛心接受，造物者另有深意

人生最怕病來磨，雖然權勢名位如過眼煙雲，不足為人道也，但人想追求的平凡生活，有時卻也不易得，這是最為傷感的事。一切出於那不可知的力量，憑人的智慧能力。有時難以抗衡，唯有盡人事，知天命，勇敢面對，虛心接受，才能悟出造物者的另層深意。

嘉訓這些年來，認真的投入救國團八德市團委會志工行列，「廣結天下友，共聚四方才」。夜以繼日，為公益奔波，樂在其中，不以為苦，雖天妒英才，不幸染病，仍不顧一切，全力以赴。未曾稍歇；這種不向病魔低頭的傻勁，只要與其相識的，沒有不被那種毅力精神所感動，讓我彷彿又看到另一個杏林子，雖走路如風中殘燭，仍勇敢的奔波於各項活動中。

現在更以小蠟燭自許，期盼以顫抖的雙手，寫出亮麗的生命詩篇，……。努力吧，只要還有那顆心火熱的心，沒有任何攔阻可以擊倒你！祝福你豐盛的生命力，期盼再創生命奇蹟！

張振益（八德市團委會榮譽會長）

## 我比你慚愧！

看了你的文章真的很感人肺腑，也不禁讓出生於農村鄉下的我聯想起許多童年的點滴生活。

特別是在你身受病痛折磨之際，竟能存有如此堅忍不拔的求生意志與樂觀進取的精神，實讓好手好腳的我心生慚愧……但也著實激發周遭親友更愛惜自己的身體，以及思考如何使生命發光發熱！

我衷心為最勇敢的生命鬥士——嘉訓兄 祈禱

祝福你 每天多一點進步 天天擁有最棒的演出

秀華與你共同加油！（現任八德市公所計畫室主任）

## 浴火重生的英雄

您的生命故事，訴說著你是位浴火重生的英雄，在您的身上看到滿滿的感恩與求生的意志力，是我們最佳學習典範，您一定要多保重自己，讓您所愛的人與愛您的人都可以以您為學習榜樣，祝福平安喜樂~~~~

何小紅（主持各大社團之名主持人）

## 我會擔心您！

小蠟燭您千萬別太累喔！要注重身體多休息才乖喔！

雖然我很忙碌，但是經常也會想著你現在身體可好？

未來的日子裏一定要更堅強對抗病魔，我們會陪你一起作戰！一定一定要好好的保重自己，不然我會很擔心你。

呂美滿（八德市音樂協會前總幹事）

## 生命的拼圖

熱誠可以引領成功，您是最佳的模範，我們有緣相識於救國團，就如您所述：感謝在我生命拼圖中有一個很重要的區塊叫做「救國團」！

我相信每一位參與過救國團的夥伴們都能感同身受的，也深信結識於這樣的大家庭，這份友誼是任何人都無法取代的。生命是一種學習，任何人在學習的過程中不免遇到困難……凡事要往好處去想，凡事都有光明的一面。

非常抱歉，因個人的工作關係，無法再常相聚於救國團，不過每個階段都尚有需要努力完成的任務，保重身體，一起加油！！

趙君蕙（救國團八德市委會93~94年副總幹事）

## 心境澄明，不畏異樣眼光

你是最棒的勇者，人生不如意十常八九，雖然你飽受病痛折磨，但卻有能心境平穩、不以為意地，克服別人對你的異樣眼光，雖然肢體動作日漸遲緩，每一次救國團的活動，你依然在人群當中，臉上洋溢燦爛的笑容照亮整個空間。

我是83年上半期加入救國團，而嘉訓你是83年下半期加入，但是你的才華幹練及領導者風範，無論是在工作上或在擔任救國團義工15年裡，我覺得你永遠是最優秀的，偶而我會以老大姐的口氣告訴你，不要太累了，保重身體是最重要的，然而嘉訓還是不放棄「一日救國團，終身救國團」的服務信念，為社會付出的精神值得仿效，祈求老天爺疼惜傻瓜志工嘉訓，讓他的病痛早日康復，把愛散播出去。

馮寶惠（救國團八德市團委會委員）

## 絕處逢生，填上我的祝福！

閱讀了您的大作深受感動，也能感受到你用顫動的手一個字一個字在鍵盤敲出的聲音，「絕處逢生」是看了何會長生命鬥士的故事之後的感想。生命往往脆弱，而人身往往不堪一擊，任何的病痛纏身可能就此改變了人的一生。

然而上帝讓人遇見病痛，不全然是壞心眼的惡作劇，因此你可以用消極態度去自怨自艾餘度殘生，也能盡其所能用積極角度去洞悉，祂讓你生命遇上挫折其背後存在的美意，從「心」接受，重「新」出發。

每次高唱救國團會歌……燃燒自己，照亮別人，盡我心，盡我力，為國家為人民，自己快樂，別人快樂，大家都快樂。總能感受到穿上紅色制服成為義工的真正使命是什麼，我們都用愛把一顆心圍成一圈又一圈，讓它變成一個超級無敵的發光體，希冀散播溫暖散播愛，用實際無私愛的行動去回饋社會，造福人群，但往往最後卻發現捨得的背後，自己才是最大的受益人，也因為愛讓我們懂得了生命的實質意義，並更珍惜所擁有的一切。

何會長的生命故事，對生命不放棄的精神和毅力，願意成為照亮別人的小蠟燭，感動影響了許多人一同加入義工行列，我們也因他的照亮，更學習到就算上帝讓你少了一雙手，而你仍有一雙健全的腳，可以去創造出屬於自己的生命價值。今天榮幸能為何會長的書填上祝語，也忍不住要對他高喊：何會長，加油！

書法家：劉雅玲（桃園市團委會義工）

## 順緣增上，逆緣盡除

這一生不是您能決定的，但卻是您能改變的，很高興看到您燦爛的胸懷，活著不止是為自己也不止是為了家人，而是為下一生做準備，儘管你我素昧平生，在宗教的領域也不同，我會為您祈願，每日都勇敢的面對一切，家人平安，順緣增上，逆緣盡除，上帝在您身旁。

劉雅玲的朋友邱春應敬筆

**唱一首歌，跳一場舞，用快樂對抗病魔！**

生命鬥士，看完您的故事，除了敬佩您的精神，對生命的熱愛與發揮淋漓盡致外，也感到我們怎麼會有那麼多的相似處。

1. 興趣相同：愛唱歌，愛寫作，我還有愛跳舞，愛旅遊，愛攝影，愛交友，愛學習，愛自己，愛付出。
2. 對生命樂觀：縱然上天提早給我們病痛，但我們依然勇敢面對，無畏無懼。
3. 您的病痛過程比我辛苦，比我深，體會比我深。
4. 對生命熱愛，肯於付出，勇於付出，寧願燒燼也不願鏽壞。
5. 對工作認真，用心。
6. 沒想到現在才認識您，最近結識一些志同道合的好朋友。都來自全國各分會（紳協）的菁英幹部。我們一起加油

八德市紳士協會輔導員　羅悅嘉（罹患血管癌2期）

## 鼓勵病友激發正面信念

讀了你的文稿，看到你堅強無比的受到病魔創傷，還勇敢參與各項公益活動，願意鼓勵病友激發正面信念，走出生活的瓶頸與絕望，真的令人佩服與學習，跟你比我太懦弱了，你給我很大的鼓勵與啟發，真的很高興認識你，我們一起加油打氣！

宜蘭紳士協會輔導員　朱慧玲（罹患類風濕病）

## 英雄不怕病來磨

看了你的心歷路程的故事後，令我身有同感，我不經意的回憶起過往的遭遇。或許是天妒英才吧！亦或許是上天給我們的磨練與考驗。

這一生當中，最愉快的日子就是在救國團的那段時光。和伙伴們一同歡笑，一同學習卻……來不及一同成長。雖遺憾與不捨卻也無可奈何。但，英雄不怕病來磨。期望伙伴們身體健健康康　闔家平安，因為平安就是福。共勉之~

義工：猶金龍筆（罹患肢體障礙半身不遂）

（按作者描述：該員原服務國防部及擔任救國團本會義工，喜好打棒球及擔任義工，在一次參加國防部棒球比賽中，為了爭取好的成績與對方相撞而造成長期的癱瘓，在醫療期間還想為本團委會服務繕打開會資料，這種精神在我擔任總幹事非常感動，極力推

## 相互扶持，同是天涯生病人

收到您的《用記錄想念我自己》文稿，從頭到尾快速的瀏覽一遍，直覺得您就如同一支燃燒自己，照亮別人的臘燭。我們素昧生平，但是看了您文章以後，竟如同家人般的熟悉！您描述的生活背景，罹患巴病過程和我如出一轍。同樣的出生在偏僻的小農村（彰化社頭鄉魚寮仔）、同樣的成長在兄弟姐妹眾多的家庭、同樣的須要半工半讀的學習環境、同樣正值事業巔峰的38歲……太多的同樣，您的描述就如同我的縮影般的深崁在我心！

不同的是你有流暢的文筆、豐富的學經歷、廣擴的人脈、還有一顆熱忱的心，勇於面對疾病的痛苦、積極的面對疾病的折磨，走出幽谷，進而拋磚引玉造福病友。

我則走不出巴金森氏症的幽谷，終日躲在幽谷的陰影下羞於見人，直到動了DBS手術，病況逐漸穩定，參加了台灣鬱金香動作障礙關懷協會及高雄市聽動成長協會等病友團體，認識許多病友，有了互動，才逐漸走出陰影。和志同道合的病友組成AS阿氏單車隊及騎跡車隊，每逢假日到各地名勝逍遙騎，以為復健運動兼聯誼，對病情有正面的助益！

我和巴金森氏症相處了22年是下期聽動會刊裡的拙作，出版時我會送你一本，也歡迎你投稿！

引用你的名言「我雖無法決定生命的長度，但憑我的意志力，我堅信可以決定它的深度！」

願共勉之　相同病友　賴培元　敬覆

## 將煩惱化成積極的力量

體會聖嚴法師的話：

無事忙中老，空裡有哭笑；
本來沒有我，生死皆可拋。

「面對它、接受它、處理它、放下它」的處世智慧，同樣一件事原本就有很多角度可以想，可以不斷「轉念」，將煩惱化成積極的力量，這麼多年你對救國團的革命情感，對這社會的奉獻與付出，大家都看到了，除了感動還是感動，加油！！！！

美億98.03.13

## 重新思考生命的意義

你的努力及付出大家都看到了，凡走過必留下足跡，生命總有些我們無法掌握的事，當意外來臨時，如何善處，是需要大智慧的，而意外或痛苦，往往可以教會那些我們不懂的事，幾年前的一個危機，也讓我重新思考生命的意義，誠如你所言，意外人生教會你什麼？這是我們該好好想想的事。加油嘉訓，別忘了有一群默默關心你的朋友！

邱冠璋（本會 93~94 年總幹事）

# 附錄：有關巴金森氏症的參考資訊

備註：這些資料，都是我在發病後，自身的一些經驗，也去各處搜集了一些資料，提供給讀者做參考。但在此也要聲明，我不是醫師，我只是病人。若讀者的家人疑似得了巴金森氏病症，請務必要去找醫師，對症醫病，在此提供的資訊謹供參考。

一、什麼是巴金森氏症？

巴金森氏症是一種腦的神經退化性疾病，以靜止性的顫抖，僵硬及運動遲緩為主要障礙，主因是欠缺多巴氨所造成的。

二、巴金森氏症病因

發病是漸進緩慢的，發病初期從早期走路遲緩、身體全身僵硬寫字變慢變小、口齒不清到行動不便，一個個出現，像是種精神凌遲。後來得知罹患巴金森氏症是屬於一種運動功能發生障礙的疾病，主要症狀為震顫，肌肉僵硬，動作緩慢，嚴格來說是指原發性不明原因的症病，而所謂的巴金森氏症是指不論何種原因，所造成上述臨床特徵出現時，均屬之。

巴金森氏症的病因可分為下列幾種：其中第B～H項都是有特殊原因造成的巴金森氏症，此類患者佔少數：

（A）原發性：大部份患者（70%）均屬此類。

（a）壓力過大，用腦過多。

（b）周遭環境不佳。

（c）嚴重車禍，造成腦神經受創。

（d）遺傳：上一代有遺傳病史。

（B）流行性昏睡腦炎。

（C）藥物：精神科藥物，降血壓。

（D）中毒：一氧化碳，錳中毒等。

（E）腦動脈硬化：約占8%。

（F）傳染病：病毒腦炎，梅毒等，約占3%。

（G）慢性神經退化疾病：約占15%，包括老年痴呆症，紋狀體黑核退化症，進行性核上麻痺，夏一崔症候群，畢克氏病等。

（H）頭部外傷：如職業拳手症，約占0.5%。

率。

## 三、巴金森氏症的症狀

巴金森氏症病人的診斷主要是依賴臨床的表現，實驗室檢查並無法提高此病的診斷率。巴金森氏病的診斷主要根據下列四大症狀的組合，包括：靜態四肢顫抖、肌肉僵硬、動作緩慢及姿勢平衡功能的消失。

（A）早期症狀：

肢體稍感笨拙、寫字感困難、字愈寫愈小、動作變慢或力不從心、無緣無故跌倒、聲音改變、面部表情減少、夜間翻身困難或流涎等。

（B）顫抖：

典型巴金森氏病人顫抖，以手腳為主，在靜止狀態下抖動最明顯，具規律性，約4赫茲；其狀如搓藥丸或數銅板。病人肌肉完全放鬆時，前述之靜止震顫也常消失或減輕，故意壓抑時可獲暫時性改善，睡眠時震顫消失，情緒緊張則會惡化。

（C）僵硬：

四肢及項頸部肌肉僵硬，以肘、腕關節最為明顯；使病人自覺酸痛無力，動其關節可感節奏性的阻力變化，稱為齒輪狀僵硬。嚴重者呈持續性僵硬，稱作鉛管狀僵硬。

（D）動作緩慢：

行為緩慢笨拙，尤其動作的起始困難，例如：自坐椅起立起步或轉彎特別遲滯，並且也缺少自然協調的動作；如走路時手臂擺動消失，手指僵硬，使扣鈕釦及繫鞋帶困難，另亦會缺乏表情及笑容，造成戴假面具的臉，眨眼動作減少，眼球轉動也少，看似爬蟲類之瞪視。

（E）姿勢異常及步態不穩：

正常維持姿勢的反射消失，病人逐漸頭頸軀幹向前彎曲，雙肩前彎，重心不穩，如被由前或由後推撞，不易保持平衡。走路起步困難，起步後，步伐小，慢吞吞地拖著腳走，呈碎步進行。有些則漸漸地愈走愈快，似趕路般向前衝的樣子。

（F）自主神經功能失調：

可能會有以下症狀：流口水、便祕（可能與減少活動、抗膽鹼藥及飲食減少有關）、小便功能失調、直立性低血壓、皮膚潮紅發熱。

（G）其他：

痴呆症、憂鬱症、關節疼痛、肌肉酸痛等等。

四、巴金森氏症的病程：巴金森氏病為一漸進性之退化疾病，臨床上依病人行動障礙可分成五級：

第一級：單側肢體發生巴金森氏症，生活幾乎無影響。

第二級：兩側均有問題。

第三級：無法維持穩定的姿勢，例如轉身時步態不穩。

第四級：病人可站立或行走，但有嚴重活動困難。

第五級：病人臥床或困坐輪椅，必須旁人照料其生活。

隨著病情嚴重，病人日常生活能力逐漸減退，需要他人扶持，終至完全需人照顧的病廢狀態，最後可能因呼吸道、泌尿道、褥瘡之感染而死亡。

在左多巴治療前，原發性巴金森氏病人，在發病五年內約25%嚴重病廢或死亡，十年內約65%，而十五年內約80%嚴重病廢或死亡。左多巴治療使病人活動能力改善、生活品質提高、死亡率減半、壽命延長約四年。

五、巴金森氏症的飲食原則

巴金森氏症是一種腦內多巴胺分泌不足的疾病，會漸進式影響身體肌肉與神經運作，患者易因咀嚼、吞嚥困難，拿不穩餐具等因素，導致食慾不佳、進食量少，腸胃蠕動較差及便秘等問題，家屬應注意。

◎飲食原則

★均衡：每天都要吃五穀根莖類、蛋豆魚肉類、蔬菜、水果、油脂及奶類食物。

★高纖：蔬菜、水果、五穀雜糧類等，可補充纖維質，減少便秘發生。

★足量飲水：建議一天飲用水量（含湯）約1500cc，若有心臟或腎臟問題，可與醫師討論，控制飲水量。

★依吞嚥狀況調整質地：飲食質地以軟、稠滑為原則，烹調時間久一點、適度勾芡都有幫助。

★補充點心：病患常無法靠正餐攝取足夠營養，必須搭配2到3次點心，可選營養濃度高、變化性多的食物，增加患者的進食意願。

★每天量體重：若一天內，增、減多於1公斤，或一週內，增、減多於2公斤，可與醫師或營養師討論。

◎食物選擇與烹調搭配

★正餐

（1）重點：飯粥軟一點，配料多一點。

（2）什錦粥：可選擇嫩絞肉、無刺魚或◆仔魚或鮪魚罐頭、豆腐或蛋類，搭配切碎的菜類，先以油將配菜炒過，再加入白稀飯，煮成什錦粥。以五穀粥、糙米粥或地瓜粥取代白粥，對患者排便更有幫助！

（3）麵類：可將上述配菜搭配陽春麵條、意麵、麵線等煮成什錦麵，或將配料炒過燜軟後，用熟麵條一起拌炒成軟炒麵。

（4）外購：廣東粥類、煮爛之湯麵、餛飩麵或麵線類均可。

★點心

（1）自製：蒸蛋、蒸烤布丁、奶酪、綠豆仁湯、小麥角湯、雞湯或魚湯加蛋煮麥片、地瓜或芋頭西谷米、西式濃湯、自製蔬果汁。

（2）外購：麵線、餛飩、碗粿、蘿蔔糕、豆花、鹹豆漿、起司蛋糕、優格。

★營養奶

依方便性及病情選擇合適的粉狀或液狀配方奶，可當正餐或點心，若有便秘問題也可搭配高纖維配方，或搭配芝麻糊、花生醬、果醬、山藥粉、五穀粉、杏仁粉、仙草粉、巧克力飲品、麥片或嬰兒麥粉等，也可搭配少量水果打成水果營養奶。

巴金森氏症患者可能有不同的飲食問題，或腸胃不適等症狀，可以到營養諮詢門診與營養師討論，擬訂詳細的飲食計畫與份量，給予病患最好的飲食照顧，讓他們的營養好一點，心情好一點，是很重要的疾病支持！

（本篇飲食原則出於自由時報99.09.03健康報章雜誌：作者為振興醫院營養師）

六、如何預防與治療：

（A）注意姿勢、預防畸形，休息時應平躺在硬板床上，不墊枕頭，預防脊椎向前彎曲。

（B）鼓勵病人參加外界活動，每天做規律性的運動，例如打太極拳及騎單車。

（C）家庭佈置力求簡單，避免危險及跌跤，因此症會使病患活動慢慢趨向笨拙，所以應避免有銳角的桌椅，樓梯應有欄杆，廁所及浴室應設扶手，並舖防滑墊。

（D）施行物理治療，以減輕肢體殘障的程度。

（E）營養：許多病人有體重減輕的情形，乃因熱量攝取不足，可將食物切成小塊或磨碎，利於食用，採少量多餐的方式。

（F）睡眠：老年病人可能會有夢幻現象，夜間應保持適當光線，並將房門打開，避免與外界隔絕，引起精神上的不安。

（G）學習適應新的時間計畫，在同一時間內只做一件事，給予雙倍的時間，以完成每項日常生活動作，不要在旁催促，簡化日常用物的使用，例如將鈕釦改成拉鏈，衣物加寬，使穿脫方便。

（H）培養新的樂趣及過正常的日常生活，病人可找較好之同病好友一同歡唱看電視、廣播、唱片和書籍雜誌中，找到新的樂趣。

**國家圖書館出版品預行編目資料**

用記錄想念我自己 / 何嘉訓著. -- 初版. --
臺北市 ： 博客思， 2013.08　面；公分

ISBN 978-986-5789-06-0(平裝)
1.巴金森氏症 2.病人 3.通俗作品
415.9336　102017514

心靈勵志 24

# 用記錄想念我自己

作　　者：何嘉訓
主　　編：張加君
編　　輯：蔡明憲
美　　編：林育雯
封面設計：鄭荷婷
出 版 者：博客思出版事業網
發　　行：博客思出版事業網
地　　址：台北市中正區重慶南路1段121號8樓之14
電　　話：（02）2331-1675或（02）2331-1691
傳　　真：（02）2382-6225
E—MAIL：books5w@yahoo.com.tw或books5w@gmail.com
網路書店：http：//store.pchome.com.tw/yesbooks/
http：//www.5w.com.tw、華文網路書店、三民書局
總 經 銷：成信文化事業股份有限公司
劃撥戶名：蘭臺出版社　帳號：18995335
網路書店：博客來網路書店 http：//www.books.com.tw
香港代理：香港聯合零售有限公司
地　　址：香港新界大蒲汀麗路36號中華商務印刷大樓
C&C Building，36，Ting，Lai，Road，Tai，Po，New，Territories
電　　話：（852）2150-2100　傳真：（852）2356-0735
出版日期：2013年8月 初版
定　　價：新臺幣250元整（平裝）
ISBN：978-986-5789-06-0